U0314008

小方治大病

——吕仁和教授治肾病小验方撷英

主 编◎高 菁 李 靖

中国盲文出版社

图书在版编目（CIP）数据

小方治大病：吕仁和教授治肾病小验方撷英：大字版/高菁，李靖主编. —北京：中国盲文出版社，2015.11
ISBN 978-7-5002-6558-0

Ⅰ. ①小… Ⅱ. ①高… ②李… Ⅲ. ①肾病（中医）—验方—汇编 Ⅳ. ①R289.5

中国版本图书馆 CIP 数据核字（2015）第 279699 号

小方治大病——吕仁和教授治肾病小验方撷英

主　　编：高　菁　李　靖
出版发行：中国盲文出版社
社　　址：北京市西城区太平街甲 6 号
邮政编码：100050
电　　话：（010）83190019
印　　刷：北京中科印刷有限公司
经　　销：新华书店
开　　本：787×1092　1/16
字　　数：130 千字
印　　张：18.5
版　　次：2015 年 12 月第 1 版　　2015 年 12 月第 1 次印刷
书　　号：ISBN 978-7-5002-6558-0/R·956
定　　价：30.00 元

编审委员会

吕仁和教授简介

吕仁和，男，1934 年 9 月出生，山西省原平人，教授，主任医师，博士研究生导师，国家级名老中医，北京市国医大师。

吕仁和教授 1962 年 9 月毕业于北京中医学院医疗系，为北京中医药大学的首届毕业生，师从施今墨、秦伯未、祝谌予等著名中医大家，并受资深西医张乃峥、汪家瑞、陈寿波、蒋明、殷凤礼、廖家祯等悉心教导，曾任北京中医学院东直门医院副院长，中华中医药学会糖尿病分会主任委员，中华中医药学会肾病专业委员会副主任委员等职。现为国家中医药管理局中医内科内分泌重点学科建设单位和肾病重点专科建设单位学术带头人，中央保健会诊专家，卫生部新药审评委员，国家第三批名老中医药专家学术继承人导师，北京中医药薪火传承"3＋3"工程吕仁和名医传承工作站及国家中医药管理局全国名老中医工作室指导老师，兼任世界中医药学会联合会糖尿病专业委员会会长，国家自然科学基金委员会评审专家，中华中医药学会成果奖评审专家，老年病学会副主任委员。享受国务院颁发的政府特殊津贴。

吕仁和教授长期从事中医内科学医疗、教学和科研工作，一生致力于肾病、内分泌代谢病、老年病的临床研究，尤其精专于各种慢性肾病、糖尿病及其并发症的中医药防治。吕仁和教授提出诸多具有创新性的中医理论用以指导临床，并在实际应用中理论联系实际，中西医结合，如："六对论治"、"二、五、八方案"、"虚、损、劳、衰病机理论"、"三自如意表"、"微型癥瘕病理假说"等，逐渐形成自己独特的学术特色，在学术界产生极大的影响。

吕仁和教授医术精湛，疗效显著，广受患者好评。曾多次应邀到德国、日本、韩国等地进行讲学和医疗。1989年应邀出访阿联酋，圆满完成为其国家元首诊病的任务。

吕仁和教授曾承担国家"七五"、"九五"、"十五"科技攻关项目、国家教委博士点课题、国家科委生命科学技术发展中心新药课题、国家中医药管理局重点课题等，科研成果获国家中医药管理局科技进步奖、北京市科技进步奖、中国高校科学技术奖等诸多奖项。

吕仁和教授不仅严于律己，也勤于育人，多年来培养了大批博士、硕士研究生及进修医生，至今仍在指导学术继承人。吕仁和教授对学生细心教导，重视能力培养，要求严格。

如今吕仁和教授已逾耄耋之年，仍然老骥伏枥，壮心不已。

大医精诚，止于至善

　　中医学作为中国传统文化的一部分，历经千年沉淀，旷古深邃。世间风云变幻，沧海浮沉，中医学凭借它独特的智慧，千百年来护佑着炎黄子孙的幸福与安康。

　　在中医学发展中，作为其思想载体的人，永远是最重要的。裘法祖先生曾感叹："德不近佛者不可为医，术不近仙者不可为医。"医学的根本目的是济世救人，良好的医德必须以精湛的医术为载体。中国历代医家十分重视把"精术"作为"立德"的根本和基础，即精湛的医术本身也是医德内涵中的重要部分。

　　吕仁和教授行医五十余年，幼年学医，少时成名。少年时的吕仁和在浩瀚的中医典籍中海纳百川，在钟灵毓秀之地拜访名师，虚怀若谷，宵衣旰食，终成一代名医。然而，成为国家级名老中医的吕仁和，名不在心，功不在意，唯有患者安康紧系心间。如今，吕仁和教授仍以八十多岁高龄活跃在医疗一线，每日来自全国各地的患者纷至沓来，无论贫贱富贵，他一视同仁，细心诊治，耐心安抚，以其精湛的医术，高尚的医德，践行着仁心仁术之大爱。

如今，像吕仁和教授一样继承了原汁原味中医思想的大家，都已近耄耋。他们就像中医活的博物馆，承载着岁月的积淀，踽踽独行。在这个钢筋水泥的世界中，他们用心中的药草园、慈悲心，护佑着世人。为了让中医思想绵延传承，发扬光大，吕仁和教授对学生悉心教导，倾囊相授。莘莘学子不负师恩，聚萤积雪，学以致用，学有所成，纷纷在各自领域有所建树。

中医学不仅仅是一种思辨医学，它更是一种实践医学。蕴藏在中医大家身上的巨大宝库，是中医学最珍贵的传承。吕仁和教授医理渊博，医术精湛，仁心仁术。我们今天在这里所做的，也仅是总结了吕仁和教授毕生行医经验中的冰山一角。尽管是绵薄之力，却是我们必须做的。希望后学，在先辈的思想中，看到中医学的无限春光，看到中医学的真正实效，真切体会中医大家的仁慧之心。

　　最后，"医不在诩，精诚则名；药无贵贱，妙用则灵。斯是诊室，惟医德馨；橘泉丹溪绿，杏林东垣青。谈笑康复乐，往来亲朋情"。

高　菁

2015 年 9 月 8 日

目　录

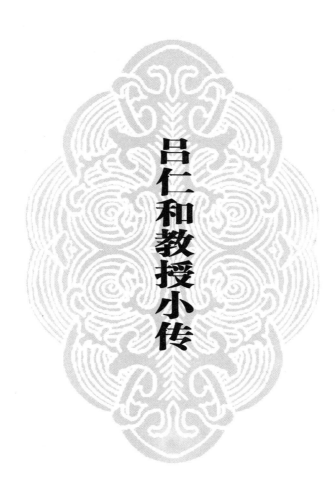

吕仁和教授小传

修身齐家

吕仁和教授出生在一个"高门楼，大瓦房，进了门则喝稀汤"的没落家族。其祖父早年做生意获利颇丰，因此盖得大宅院，气派非常。晚年祖父吸食鸦片，加之生意失利，家道中落，负债累累。每逢年节，讨账的人便找上门来。

父亲年幼时因患伤寒，而致听力不佳，故性格内向，很少与其他人交谈，却也从不惹是生非。父亲身体健壮，能吃苦，心肠好，经常帮一些年老体弱的乡亲们干活，是村里的"老好人"，很受乡亲们尊敬。父亲有着许多质朴的做人哲理，"一般的体力活累不死人，生气却可能气死人"。

母亲出生于一个大家族，从小好学，不仅跟着家里佣人学做饭、做针线，还跟随她的外祖父家（当地名医）学医。吕教授小时候经常在一旁看母亲给病人治病。对于风寒感冒发烧，母亲先在病人前胸、后背，继而在印堂穴、太阳穴、尺泽穴、委中穴处行刮痧，再嘱病人回家后煮白萝卜、生姜、红糖水喝，盖被子发汗；咽喉肿痛，则用手揪一斗米穴、列缺穴，按摩手太阴肺经；脘腹疼痛，在尺泽穴放血，或在十宣穴放血；小儿消化不良，则行捏脊，揉腹部，按摩四肢；小儿长口疮，按摩足心，揉肚脐。上述一些方法，吕教授至今在临床仍时时应用。

抗日战争时期，每到秋收，鬼子就进村抢粮，粮食都被抢走了。学校被迫停办，村里的一群小伙伴们上山下河找野味吃。柳树芽、嫩杨叶、榆叶、桑叶、苦荬菜、蒲公英、扫帚菜、蓟菜、马齿菜等，都成了救命的佳肴。野菜中稍加点莜面、高粱面、谷面就是一顿美食。母亲很有心，常与他人交流做野菜的方法，并尽其所能将这些野菜变成可口的食物。在浓密的山林间，找野菜也很危险，有的小伙伴不幸被狼咬死了，有的爬树摘树叶掉下来摔伤了。小时的吕仁和曾从高高的树上摔下来两次，至今在前额和上口唇外还留有两个伤疤。

因为上不了学，儿时的吕仁和就跟父亲学着干农活。不仅跟着父亲学习务农，还从父亲身上学到许多优秀品质。由于父亲早年上过私塾，每逢过年，就教小吕仁和写对联。让幼小的吕仁和记忆最深的两副对联分别是："敬天地富贵，孝父母平安"，"能忍心自安，知足者长乐"，横批"爱妻儿家和"。这两幅对联至今仍被吕教授视为生活准则之一。

由于从小良好的家庭熏陶，以及后来授业恩师的言传身教，儿时的吕仁和养成了勤奋、简朴、宽容的良好品质。"勤奋"可让人获取更多知识；"简朴"可使人行事快速，节省时间；"宽容"能够团结人，凝聚力量。《黄帝内经》中"生而勿杀""予而勿夺""赏而勿罚"，更让青年的吕仁和在中医典籍中体会到中华文化的博大精深。

求学异常艰辛。而少时的吕仁和凭着坚韧的意志，终于学有所成。成年后，工作繁重，加之结婚、生子、照顾老人，生活得十分繁忙而辛苦，好在吕仁和教授娶得一位特别贤淑的夫人——魏执真教授。

魏执真教授是北京中医医院主任医师，祖父是位老秀才，从小家教甚严。她学识丰厚，善于思考，吃苦耐劳，家里的大事小情，都由她拿主意，从未有过偏颇。在父母优秀品格感染下，儿子吕文戈从小学到大学不仅成绩好，而且品学兼优，考上协和医学院，并获博士学位，在协和医院内分泌科工作五年后，移民美国，现工作于美国南方大学。儿媳王越在美国南方大学做博士后。家和万事兴，吕仁和教授说："如果说我的事业有点成就，那离不开夫人和孩子们对我的支持。"吕教授对学生要求严、要求高，是出了名的。然而，严师出高徒，如今吕教授桃李满天下，学生都已成长为临床精英。

治业育人

1953 年 9 月，吕仁和自山西范亭中学初中毕业，后考入了山西太原第一卫校，学习西医 3 年，1956 年 7 月毕业，同年考入北京中医学院，经过 6 年学习，1962 年 7 月毕业，成为新中国第一批中医本科毕业生。毕业后留任本校附属医院——东直门医院工作。在 12 年住院医师兼助教，以及随后 8 年的主治医师兼讲师的一线工作中，吕仁和得到了诸多中医前辈（秦伯未、祝谌予、董建华、赵绍琴、焦树德等）和资深西医教师（张乃峥、汪家瑞、陈寿波、蒋明、殷凤礼、廖家祯等）的指导。经过 20 年的临床磨砺，吕仁和积累了丰富的内科各系统疾病治疗的临床经验。于 1974 年晋升为主治医师、讲师，从此开始专注研究内分泌疾病和肾脏疾病。1982 年晋升为副主任医师、副教授。国家"七五"攻关项目"慢性肾炎临床研究"中标后，吕仁和被评为硕士生导师，并可招收肾脏和内分泌两个方向的研究生，同时担任副院长。1990年晋升为主任医师、教授。

吕仁和教授认为，在临床实践中，中医要从诊断到治疗等各个方面，基本达到同等西医医院水平，同时还应兼具中医诊疗的特色和疗效。因此，决定了一个中医临床医生既要学好中医，还必须掌握大量的现代医学知识。

吕仁和教授总结自己的性格：敬天地、孝父母、爱妻儿；勤奋、简朴、宽容、知足。

读书心得

吕仁和教授多年来悉心钻研中医经典，其中最为推崇《黄帝内经》。在经典著作，吕仁和领悟到"古为今用，洋为中用"的关键应该落实在"用"上，不好用或不会用的内容暂存。"洋为中用"要用得科学，"古为今用"要用得有创新。总之，应实事求是，解决实际问题。如中医的"肾风"似"肾炎"；中医的"肾热"似"肾盂肾炎"；中医的"关格"似"肾衰"，加上急性和慢性就更为相似。中医对肾脏的解剖、生理、病理与西医的认识基本相同。在认识上一致后，研究治疗便可开阔思路，灵活运用中西医结合的方法，达到事半功倍的效果。

在《素问·阴阳别论》、《素问·奇病论》、《素问·通评虚实论》、《灵枢·本脏篇》、《灵枢·五变篇》等多处篇章中，吕教授发现其中有很多论述与现代医学的 2 型糖尿病表现相似。《内经》将此病分为脾瘅、消渴、消瘅 3 个时期进行论述，其所述内容与糖尿病前期、糖尿病发病期、糖尿病并发症期很相似。如脾瘅期病因是"数食甘美多肥"；消渴期病因是甘甜肥美之气（高血糖）上溢（此时血糖值已达诊断糖尿病的标准）；消瘅期病因为"怒则气上逆，胸中蓄积，血气逆留，宽皮充肌，血脉不行，转而为热，热则消肌肤，故为消瘅"。以《内经》论述为准绳，研究消渴病，不仅符合糖尿病发生发展和转化的规律，更重要的是开阔了中医诊治疾病的视野和研究范围。

临证要诀

吕仁和教授常说："病人是老师"。活到老学到老，向老师学，向能人学（能者为师）。作为一名医生，更为重要的还有向病人学习。每当诊治一个疾病，对其方案好坏的评定人是患者，患者的反映是最为真实的。所以说，患者是医生的上帝，是医生的老师，是医生的父母兄弟姐妹。这种在情感和道义上的认知，对医生工作是非常有意义的。

吕仁和教授在学习、继承先师经验基础上，对前人理论与经验又有所发展。如施今墨提倡辨病与辨证相结合，以病分证，循病求方，方证结合。吕仁和教授将其应用于肾病及消渴病的治疗中，并发展为"六对论治"的辨证治疗方法。施老先生擅长调理脾胃，重视后天之本，归纳有温、清、补、消、通、泻、涩、降、和、生十法。吕仁和教授在熟读《黄帝内经》的基础上，认为消渴病初发时以脾胃蕴热为主要病因，故治病善于调理中焦。吕教授在临床治疗中，常运用各种小药方，取效甚佳。吕仁和师从祝谌予，故擅长运用"活血化瘀法"治疗糖尿病并发症。此外，吕仁和还重视"行气活血，通经活络"，并建立"微型癥瘕"学说，该学说对肾病、糖尿病肾病的临证具有很好的理论指导及临床治疗作用。

吕仁和教授长期致力于肾病、内分泌代谢病、老年病，特别是慢性肾炎、慢性肾功能不全、糖尿病及其并发症的防治研究。临床擅长治疗急慢性肾炎、急慢性肾盂肾炎、肾病综合征、隐匿性肾炎、紫癜肾、急慢性前列腺炎、急慢性肾功能衰竭、1型与2型糖尿病以及糖尿病前期的代谢综合征，以及糖尿病后期的心、脑、肾、眼、肝、神经病变以及性功能减退等疾病。临床主张对肾病、糖尿病及糖尿病肾病、糖尿病足等多种神经血管并发症进行分期辨证、综合治疗，提出临床辨证用药的"六对论治"思路、糖尿病及其并发症防治"二、五、八"方案和糖尿病患者使用的"三自如意表"。其中，《糖尿病及其并发症中医辨证标准》作为学会标准在全国推广。

在临床实践中，吕教授擅长以各种小药方灵活变通，搭配组合，每每取得奇效。其中部分治疗肾脏病、糖尿病及其并发症的系列小药方被制成院内制剂，如肾病防衰液、肾贫生血饮、肾炎益气液、肾炎养阴液、止消通脉宁、益气止消丸等，在临床应用中颇受患者好评。

对待患者

在面对患者时，特别是初诊病人，要允许患者提问、提要求，对合理要求应接受，不合理要求要有充分理由向患者解释清楚。与患者对话时，要多用讨论语气，万不能用教训口气。吕仁和教授认为诊治疾病的"二、五、八"方案、"六对论治"、"三自如意表"，不仅对于肾病、糖尿病及其并发症好用，用于其他疾病也有奇效。因为这个方案，最终能够全面发挥医生、患者，甚至其家属的积极性。特别是慢性疾病患者，最终能自己学会监测病情变化，并掌握很多自己处理疾病的办法。

例如对于患有糖尿病、同时又有慢性肾脏病和高血压病、高体重的患者，叮嘱患者或家属，每天饭后 1～2 小时用尿糖试纸和尿蛋白试纸查尿糖、尿蛋白，在早、中、晚测血压，每天量体重。让患者根据检测指标，结合自己的症状寻找规律，寻找疾病与饮食的质和量、活动方式和运动量、心理变化、用药种类和量的大小等相关性，并且自己寻找调整方法。

有的糖尿病患者，饮食已调理得很好，但是不会找运动的时间和方法，特别是办公室工作人员或机关干部等。吕仁和教授指导患者更多地进行办公室运动，因地制宜寻找锻炼方法。比如，当没有人或谈话之余可进行起蹲运动，一天可有数次或数十次机会，每次起蹲 3～5 次、8 次、10 次、20 次、30 次都很好。在办公中，也可进行单盘腿，经常调换双腿，有空还可挺挺胸，摇摇臂，摇摇项部，特别是有颈椎病的患者，可再加上转转头部（八段锦中的五劳七伤向后瞧），用头写"凤"字。

吕仁和教授强调，许多运动并不需花大量时间便能起到很好的治疗效果。在日常生活中，要巧妙地将运动与实际工作、生活结合起来，逐渐养成良好的生活习惯和生活方式，持之以恒，对于糖尿病患者、代谢综合征患者尤其重要。

另外，保持平和心态对于疾病的治疗非常重要。患者得知患病后，起初怨天尤人，不愿接受患病现实，不配合治疗，继而又表现得过分忧虑，担心自己的病情，尤其是肾病患者，多是一些年轻人，对疾病的忧虑，对未来的担心，颇为严重。作为医者，应积极给予指导、劝慰，让患者保持平稳心态，增加治疗信心，以取得较好的治疗效果。

恬淡生活

走进吕仁和教授的办公室，第一印象就是"挤"，7～8平米的小屋里挤满了书、花、画，以至无处可坐，但这位政府津贴的享有者、中央保健会诊专家、人事部、卫生部、教育部和国家中医药管理局确认的老中医专家身在其中，怡然自得。

吕仁和教授生活俭朴，平淡从容。现已八十有余，仍时常蹬一辆半旧自行车悠悠往返诊室与家中。饮食清淡，多食蛋、奶及蔬菜，少肉食。平素对烟、酒、茶、咖啡、影视等均无特殊爱好，唯喜种花养草，言其能调节身心、舒畅情志。时习书法，尤擅隶书，字体端庄遒劲。晨间惯早起，练习自创"十八段锦"，保健养身，坚持不怠。每日还坚持阅读诸多专业杂志、期刊，批阅学生文章，撰写肾脏病书稿。吕仁和教授以八十多岁高龄坚持应诊，笔耕不辍，仍在为中医药事业尽心竭力，毫不懈怠。

吕仁和教授治肾病小验方撷英

从散风祛邪论治

1. 荆芥、防风——辛散荆防散

【药物组成】

荆芥、防风

【单药功用】

荆芥，出自《神农本草经》，为唇形科植物荆芥的带花序的全草或花穗，列于中品。《神农本草经》记载："主寒热，鼠瘘，瘰疬生疮，破结聚气，下瘀血，除湿痹。"其味辛、性微温，归肺、肝经。功能祛风解表，透疹消疮，止痒，止血。

本品辛散气香，长于发表散风，且微温不烈，药性和缓，为发散风寒药中药性最为平和之品。对于外感表证，无论风寒、风热或寒热不明显者，均可广泛使用。常与防风、羌活、独活等药同用，组为荆防败毒散，用治风寒感冒，恶寒发热、头痛无汗等症；与辛凉解表药银花、连翘、薄荷等配伍，则成银翘散，可治疗风热感冒，发热头痛者。

本品质轻透散，祛风止痒，宣散疹毒，与蝉蜕、薄荷、紫草等药同用，可治疗麻疹初起、疹出不畅；配伍苦参、防风、白蒺藜等药，又治风疹瘙痒。

本品能祛风解表，透散邪气，宣通壅结而达消疮之功，故又可用于疮疡初起而有表证者。

本品炒炭后其性味由辛温变为苦涩平和，长于理血止血，可用于吐血、衄血、便血、崩漏、产后血晕等多种出血证。

现代药理研究：荆芥水煎剂可增强皮肤血液循环，增加汗腺分泌，有微弱解热作用，同时有一定的抑菌作用；荆芥炭能使出血时间缩短；荆芥甲醇及醋酸乙酯提取物均有一定的镇痛作用；荆芥对醋酸引起的炎症有明显的抗炎作用，而荆芥穗则有明显的抗补体作用。在使用中应注意：祛风解表宜生用，止血宜炒炭用，而荆芥穗更长于祛风；由于荆芥含有挥发油，入煎剂不宜久煎，以免降低药效。

防风，出自《神农本草论》，为伞形科植物防风的干燥根，列为草部上品。《神农本草经》记载"主大风头眩痛，恶风，风邪，目盲无所见，风行周身，骨节疼痹，烦满。"其味辛甘、性微温，归膀胱、肝、脾经。功能祛风解表，胜湿止痛，止痉，主治外感风寒、头痛目眩、周身尽痛、风寒湿痹、骨节疼痛、四肢挛急等证。

本品辛温发散，气味俱升，以辛散祛风解表为主，虽不长于散寒，但又能胜湿、止痛，且甘缓微温不峻烈，外感风寒、风湿、风热表证均可配伍使用。其与荆芥、羌活、独活等药同用，如荆防败毒散，用治风寒感冒；与羌活、藁本、川芎等药同用，如羌活胜湿汤，用治外感风湿，头痛如裹、身重肢痛等症；配伍薄荷、蝉蜕、连翘等辛凉解表药，又可用于风热表证；因其发散作用温和，对卫气不足，肌表不固，而感受风邪者，与黄芪、白术等益气固表药同用，如玉屏风散，三药相反相成，祛邪而不伤正，固表而不留邪，共奏扶正祛邪之效。

本品辛温发散，善能祛风止痒，用于治疗多种皮肤病，尤以风邪所致之隐疹瘙痒为主；其能祛风散寒，胜湿止痛，又可用之治疗风寒湿痹；加之其既能辛散外风，又能息内风以止痉，还可用于风毒内侵，贯于经络引动内风而致的破伤风证。

现代药理研究：防风中主要含有挥发油、色原酮类、香豆素类、多糖类、有机酸类、聚乙炔类、甘油酯类等成分，具有解热、抗炎、抗菌、镇痛、镇静、抗肿瘤、提高机体免疫功能、抗过敏、抗凝血等作用。

【配伍功用】

荆芥、防风配伍，见于《本草求真》之"荆防散"。《本草求真》有云："荆芥……不似防风气不轻扬，驱风之必入人骨肉也，是以宣散风邪，用以防风之必兼用荆芥者，以其能入肌肤宣散故耳。"二药参合，相须为用，并走于上，宣达疏表，祛风胜湿之力增强。此药对还可见于《摄生众妙方》中的荆防败毒散、《宣明论方》的防风通圣散、《太平惠民和剂局方》中川芎茶调散，均以此二药配伍以起到祛风解表的作用。荆芥辛散气香，长于发表散风，且微温不烈，药性和缓，吕老在临床上常用荆芥炭，因其可直接入血分，使血分之风邪外散，兼有止血的作用，配以防风既可防止外来风邪入侵，又可助荆芥炭散风邪之力，二药配伍不论风寒、风热均可用之。

【用法用量】

荆芥 10g，防风 10g。入汤剂，水煎服。

【临床主治】

临床主要常用于治疗风邪在表，风邪袭肺，邪在头面部。吕老认为，风邪外侵是慢性肾炎发病的最主要外因，《内经》有"风为百病之长"、"为六淫之首"之言，《伤寒论》曰："风为百病之长，中于项，则下太阳，甚则入肾。毒邪首犯肌肤，久则病及于肾。"且慢性肾炎患者由于肾体亏虚，更易遭受风邪侵袭，出现外感症状。临床上对于慢性肾炎初起，发病时间不长，病情轻浅，仅见蛋白尿或（和）血尿，水肿和高血压不明显，素体禀赋不足，易于外感的患者，常用此药对为君，以疏散风邪。从现代医学角度来说，慢性肾炎发病的起始因素多为免疫介导炎症，现代药理试验表明荆芥和防风均有良好的抗炎、解热镇痛作用，而两药配伍使用，在抗炎和解热方面体现出协同作用。需注意的是，阴血亏虚、阴虚火旺者不宜使用。

【吕氏医案】

患者高某，女，44 岁，2008 年 10 月 5 日因发现尿蛋白（＋＋＋）、潜血（＋＋）2 年余就诊。患者从小属过敏体质，多在劳累遇风时起荨麻疹，2 年前体检发现尿蛋白（＋＋＋）、潜血（＋＋），诊断为"慢性肾小球肾炎"，未经系统治疗。

刻下症：头面、双手散在荨麻疹，劳累后腰膝酸痛，午后双下肢轻度水肿，口渴咽干喜饮，纳眠尚可，大便时干时稀，1～2 天一行，小便量可，舌淡红，苔薄白，脉沉。吕老认为此患者素体禀赋不足，易受风邪侵袭，需先祛其邪气，治疗以疏风清热、活血利水为法。处方：荆芥炭 10g，防风 10g，炒山栀 10g，蝉衣 10g，生黄芪 30g，当归 10g，蛇舌草 30g，猪苓 30g，水红花子 10g，桃仁 10g，川芎 15g，红花 10g，白蒺藜 10g，生甘草 10g，白藓皮 30g。14 副，水煎服。

2008 年 10 月 19 日复诊：头面、双手皮疹消退，近 3 天觉小腹胀痛，劳累后腰骶酸痛明显。在上方基础上加赤白芍各 15g、香附 10g、乌药 10g、刘寄奴 10g 以疏理气机，活血通络。

2008 年 12 月 14 日复诊：荨麻疹未再出现，腰膝酸痛较前减轻，余无明显不适症状，复查尿蛋白

（＋＋），潜血（＋）。前方加减，服药至今，患者病情平稳。

2. 栀子、蝉衣——栀蝉祛风散

【药物组成】

栀子、蝉衣

【单药功用】

栀子，出自《神农本草经》，为茜草科植物栀子的干燥成熟果实，列为中品，谓其"主五内邪气，胃中热气，面赤酒疱齇鼻，白癞赤癞疮疡"。本品味苦、性寒，归心、肺、三焦经，功能泻火除烦，清热利湿，凉血解毒，消肿止痛。

本品苦寒清降，能清泻三焦火邪、泻心火而除烦，为治热病心烦、躁扰不宁之要药，可与淡豆豉同用，如栀子豉汤，治疗伤寒热病，邪在上焦气分，发热心烦，胸闷懊恼者；若配黄芩、黄连、黄柏等药，可治疗热病火毒炽盛，三焦俱热而见高热烦躁、神昏谵语者，如黄连解毒汤。

本品善有清利下焦肝胆湿热之功效，可治疗肝胆湿热郁蒸之黄疸；也能清利下焦湿热而通淋，清热凉血以止血，可治疗血淋涩痛或热淋证。

本品功能清热凉血，配合白茅根、大黄、侧柏叶等药，如十灰散，可治疗血热妄行之吐血、衄血等证；其清热泻火、凉血解毒之功，配以金银花、连翘、蒲公英等药，可治疗火毒疮疡，红肿热痛者。

生栀子走气分而泻火，炒栀子入血分而凉血止血。

现代药理研究：栀子有利胆作用，其提取物及藏红花苷、藏红花酸、格尼泊素等可使胆汁分泌量增加；栀子所含成分藏红花酸有减少动脉硬化发生率的作用；本品对金黄色葡萄球菌、脑膜炎双球菌、卡他球菌等有抑制作用；其水浸液在体外对多种皮肤真菌有抑制作用。

蝉衣，又名蝉蜕，出自《名医别录》，为蝉科昆虫黑蚱幼虫羽化时脱落的皮壳。其味甘、性寒，归肺、肝经，功效疏散风热，利咽开音，透疹，明目退翳，息风止痉，消疮止痒。

本品甘寒清热，质轻上浮，长于疏散肺经风热以宣肺利咽、开音疗哑，故风热感冒，温病初起，症见声音嘶哑或咽喉肿痛者，尤为适宜。用治风热感冒或温病初起，发热恶风，头痛口渴者，常配伍薄荷、牛蒡子、前胡等药。

本品宣散透发，疏散风热，透疹止痒，用治风热外束，麻疹不透，可与麻黄、牛蒡子、升麻等同用；配合荆芥、防风、苦参等药，可治风湿浸淫肌肤血脉，皮肤瘙痒。

本品因入肝经，善疏散肝经风热而有明目退翳之功，还可以凉肝息风止痉，用治小儿急慢惊风，破伤风证。

现代药理研究：蝉衣具有抗惊厥作用，以其身较头足效果强；同时本品具有镇静作用；此外蝉衣尚有解热作用，其中头足较身部解热作用强。

【配伍功用】

炒栀子善入血分而凉血止血，并能清理三焦之热，以防风邪热化，并使风邪无藏身之处，即"祛风"之法；而蝉衣为虫类药，具有搜风利咽之功。

【用法用量】

炒栀子 10～15g，蝉衣 8～10g。入汤剂，水煎服。

【临床主治】

临床主要常用于治疗慢性肾炎证属外感风热或

风寒化热者，其主症为反复易感，口渴喜饮，性情急躁，小便偏黄，大便偏干，舌红苔黄，脉象细数。尿检以潜血和红细胞为主。吕老在治疗此类患者时，常用炒栀子、蝉衣配合荆芥炭、防风，共同起到疏散风热，清热解毒之功。若咽喉肿痛者，可加银花、连翘、牛蒡子等清热利咽；若热邪伤阴，口干舌燥，五心烦热者，可加女贞子、旱莲草滋阴清热；若蛋白尿较多，兼有水肿者，可加猪苓、白花蛇舌草清利湿热、消除尿蛋白；若以血尿为主，则加紫草、茜草、仙鹤草等凉血止血。

【吕氏医案】

韩某某，男，32 岁。2009 年 10 月 23 日初诊，患者于 8 年前出现双下肢紫癜，尿常规：尿潜血（＋＋），诊断为过敏性紫癜，经治疗，紫癜消失，但尿中仍有潜血。2004 年 12 月于中日友好医院行肾穿示：轻度系膜增生型 IgA 肾病。2009 年 9 月 18 日复查：尿相位差镜检：红细胞 20～40/高倍视野，变形率 90％；24 小时尿蛋白定量：0.93g；血肌酐 86.8μmol/L。

刻下症：周身乏力，纳眠可，大便日一行，质干，小便正常，舌红苔薄黄，脉滑。诊断：慢肾风（风热侵袭）。处方：荆芥炭 10g，防风 10g，炒栀子 10g，蝉衣 10g，蛇舌草 30g，猪苓 30g，银柴胡 10g，黄芩 10g，茵陈 30g，灵芝 10g，红景天 10g，甘草 10g。14 副，水煎服。

2009 年 11 月 6 日复诊：腰痛，纳眠可，大便日 2 行，质稀，小便频 3～4 次/夜，舌红苔薄黄，脉滑。处方：狗脊 10g，川断 10g，川牛膝 30g，丹参 30g，荆芥炭 10g，炒栀子 10g，茵陈 30g，蛇舌草 30g，猪苓 30g，红景天 10g，灵芝 20g。14 副，水煎服。前方加减，服药至今，患者病情平稳。

3. 金银花、连翘、牛蒡子——疏风清热银翘汤

【药物组成】

金银花、连翘、牛蒡子

【单药功用】

金银花，出自《新修本草》，为忍冬科植物忍冬的干燥花蕾或带初开的花。其味甘、性寒，归肺、心、胃经，功能清热解毒，疏散风热。

本品甘寒，清热解毒，消肿散痈，是治疗一切

内痈外痈的要药。

本品性芳香疏散，善散肺经热邪，透热达表，与连翘、薄荷、牛蒡子等药同用，治疗外感风热或温病初起，身热头痛，咽痛口渴；又善清心、胃热毒，有透营转气之功，配伍水牛角、生地、黄连等药，可治热入营血，舌绛神昏，心烦少寐，如清营汤。

本品兼有清热解毒，凉血，止痢之效，可用于热毒痢疾，下痢脓血，单用浓煎口服即可奏效。

生品以疏散风热、清泄里热为主，而炒炭则宜用于热毒血痢，露剂多用于暑热烦渴。

现代药理研究：金银花具有广谱抗菌作用，其煎剂能促进白细胞的吞噬作用，有明显的抗炎及解热作用。

连翘，出自《神农本草经》，用药历史悠久，为木犀科植物连翘的干燥果实。《神农本草经》记载："主寒热，鼠瘘、瘰疬、痈肿、恶疮、瘿瘤、结热、蛊毒。"其味苦、性微寒，归肺、心、小肠经，功能清热解毒，消肿散结，疏散风热。

本品苦寒，主入心经，既能清心火，解疮毒，又能消散痈肿结聚，有"疮家圣药"之称，可用治痈肿疮毒，瘰疬痰核。

本品苦能清泄，寒能清热，入心、肺二经，长于清心火，散上焦风热，与金银花、薄荷、牛蒡子等药同用，治疗风热外感或温病初起，头痛发热、口渴咽痛，如银翘散；与水牛角、生地、金银花同用，组成清营汤，还可以治疗热入营血之舌绛神昏，烦热斑疹。

本品苦寒通降，兼有清心利尿之功，多与车前子、白茅根、竹叶、木通等药配伍，治疗湿热壅滞所致小便不利或淋沥涩痛，方如如圣散。

现代药理研究：连翘有广谱抗菌作用，对多种致病病菌有不同程度的抑制作用；同时连翘有抗炎、解热作用，能明显抑制炎性渗出，并增强机体的免疫能力；其所含墩果酸具有强心、利尿及降血压作用；所含维生素 P 可降低血管通透性及脆性，防止溶血。

牛蒡子，出自《名医别录》，为菊科植物牛蒡的干燥成熟果实。味辛苦、性寒，归肺、胃经，有疏散风热，宣肺祛痰，利咽透疹，解毒消肿之效。

本品辛散苦泄，寒能清热，升散之中具有清降之性，功能疏散风热，其发散之力虽不及薄荷等药，但长于宣肺祛痰，清利咽喉，故常用于风热感冒而见咽喉红肿疼痛，或咳嗽痰多不利者。配合银花、连翘、荆芥、桔梗等药，如银翘散，治疗风热感冒，或温病初起，发热、咽喉肿痛等症；与桑叶、桔梗、前胡等药配伍，善治风热咳嗽，痰多不畅者；牛蒡子清泄透散，能疏散风热，透泄热毒，散风止痒，可用于治疗麻疹不透，风疹瘙痒。

本品升浮之中又有清降之性，能外散风热，内解热毒，有清热解毒、消肿利咽之功效，故还可治疗痈肿疮毒、丹毒、痄腮、喉痹等热毒病证。

现代药理研究：牛蒡子具有抗菌、解热、利尿、降低血糖、抗肿瘤作用；牛蒡子苷有抗肾病变作用，对实验性肾病大鼠可抑制尿蛋白排泄增加，并能改善血清生化指标。

【配伍功用】

银花、连翘、牛蒡子配伍，见于《温病条辨》之"银翘散"，三药合用以疏散风热，清热解毒。金银花芳香疏散，善散肺经热邪，透热达表；连翘轻清上浮，长于清心火，疏散上焦风热；牛蒡子升散之中具有清降之性，长于清利咽喉。三药配伍，有升有降，有宣有清，相须相使为用，协调增效，增强祛风清热，解毒消炎之功。

【用法用量】

金银花 15～30g，连翘 10～30g，牛蒡子 10～30g。入汤剂，水煎服。

【临床主治】

临床主要用于治疗外感风热或上焦热盛或热毒内蕴证。吕老在治疗慢性肾炎患者因感受风热毒邪发病，而出现头痛发热、口渴喜饮、咽喉肿痛等症时，常用此药方，以疏风散热，解毒利咽。

【吕氏医案】

张某某，男，23 岁。初诊时间 2009 年 3 月 30 日，患者 2009 年 1 月患扁桃体炎，查尿常规：尿潜血（＋＋＋＋），尿蛋白（＋＋＋＋）；血压 130/90mmHg。服用至灵胶囊、阿魏酸。3 月 30 日复查尿常规：尿潜血（＋＋＋），红细胞 14～26/高倍视野，尿蛋白（＋＋）。

刻下症：疲乏无力，久卧腰部不适，纳眠可，大便日 1 行，舌胖暗红，苔黄，脉细数。诊断：急肾风（风热化毒伤肾，湿热内蕴）。处方：荆芥炭10g，防风 10g，炒栀子 10g，蝉衣 10g，丹参 30g，银花 20g，连翘 20g，黄芩 10g，桑叶 10g，菊花10g，茵陈 30g，生地 20g，赤芍 20g，白芍 20g，白芷 10g，辛夷 10g，猪苓 30g，牛蒡子 15g，生草10g。14 副，水煎服。

2009 年 4 月 13 日复诊：患者耳鸣，舌胖苔黄腻，脉滑数，尿常规：潜血（＋＋＋），红细胞 6～8/高倍视野，尿蛋白（＋＋＋）。处方：炒苍术10g，炒白术 10g，生薏仁 30g，黄柏 10g，川牛膝30g，白豆蔻 10g，生山楂 30g，砂仁 20g（后下），茵陈 30g，猪苓 30g，炒栀子 10g，蝉衣 10g，甘草10g。14 副，水煎服。

前方加减，服药至今，患者病情平稳。

4. 秦艽、威灵仙——艽灵祛风除湿汤

【药物组成】
秦艽、威灵仙

【单药功用】

秦艽，出自《神农本草经》，为龙胆科植物秦艽的干燥根。记载："主寒热邪气，寒湿风痹，肢节痛，下水，利小便。"本品味辛苦、性平，归胃、肝、胆经，有祛风湿，通络止痛，退虚热，清湿热的功效。

本品辛散苦泄，质偏润而不燥，为风药中的润剂，对于风湿痹痛，筋脉拘挛，骨节酸痛，无论寒热新久均可配伍应用，其性偏寒，兼有清热作用，故对热痹尤为适宜。

本品既能祛风邪，舒筋络，又善活血荣筋，可治疗中风不遂。

本品能退虚热，除骨蒸，亦为治虚热要药。

此外，本品苦以降泄，能清肝胆湿热而退黄。

现代药理研究：秦艽具有镇静、镇痛、解热、抗炎作用；有抗组胺作用；对病毒、细菌、真菌皆有一定的抑制作用；秦艽碱甲能降低血压、升高血糖；龙胆苦苷具有抗肝炎作用。

威灵仙，出自《新修本草》，为毛茛科植物威灵仙的干燥根及根茎。其味辛咸、性温，归膀胱经，功能祛风湿，通络止痛，消骨鲠。

本品辛散温通，性猛善走，通行十二经，既能祛风湿，又能通经络而止痛，为治风湿痹痛要药。凡风湿痹痛，肢体麻木，筋脉拘挛，屈伸不利，无论上下皆可应用，尤宜于风邪偏盛，拘挛掣痛者。

本品宣通经络止痛之功，可治跌打伤痛、头痛、牙痛、胃脘痛等。本品能消痰逐饮，用于痰饮、噎膈、痞积。

此外，本品味咸，能软坚而消骨鲠。

现代药理研究：威灵仙有镇痛、抗利尿、抗疟、降血糖、降血压、利胆等作用。

【配伍功用】

秦艽、威灵仙均为祛风湿要药，善通络止痛，二药配伍，相须为用，祛风湿通络的功效加强。

【用法用量】

秦艽 10～15g，威灵仙 10～15g。入汤剂，水煎服。

【临床主治】

常用于治疗各种外感风湿或风湿阻络证。慢性肾炎伴有腰困重痛，肢体倦怠，下肢水肿，脘腹胀满，纳食不香，大便溏，泡沫尿，尿检尿蛋白较多，舌苔白腻，脉濡者，吕老常用此小方祛风除湿，通络止痛，并配合狗脊、川断、牛膝、杜仲等补肝肾，强筋骨之药。

现代药理研究：此二药均有降低血压的作用，因此对于慢性肾炎合并高血压，辨证属风湿合邪者，也可加用此小方。

【吕氏医案】

贾某，女，55岁。2007年12月30日就诊，主诉：发现尿蛋白、潜血阳性2年，腰部胀痛一周。患者2005年底体检发现尿蛋白（＋＋＋）、潜血（＋＋＋），伴有右侧腰痛，两胁胀满，遂求诊于吕老门诊，后一直坚持服用中药治疗，病情比较稳定，尿蛋白波动在（＋～＋＋），潜血（＋）。此次因天气湿冷，一周前出现腰部胀痛，腹部两侧不适感，自觉身体困重，疲乏，下午腿肿，脘痞，大便偏溏，舌暗苔白腻，脉沉细。检查结果示：肾功能：血肌酐163μmol/L。尿常规：尿蛋白（＋），潜血（＋）。诊断：慢肾风（肝肾亏虚，风湿浸淫）。治以：补益肝肾，祛风除湿，兼有活血化瘀。处方：狗脊10g，

川断 10g，川牛膝 30g，木瓜 30g，川芎 20g，秦艽
15g，威灵仙 10g，生黄芪 30g，当归 10g，丹参
30g，红花 10g，桃仁 10g。14 副，日一副，水煎早
晚服。患者服药后感觉较好，遂自行服用上方两个
月。

2008 年 2 月 24 日复诊：仍有劳累后腰酸疼，足
跟疼痛，视物模糊，余无不适，纳眠可，二便调，舌
暗苔白，脉弦滑。检查结果示：血肌酐 140μmol/L。
宗前方加山萸肉 15g、枸杞子 20g 以补肝肾，增大强
壮腰膝之功。患者服药后症状缓解，病情稳定。

5. 川芎、赤芍——芎芍灭风汤

【药物组成】
川芎、赤芍
【单药功用】
川芎，出自《神农本草经》，为伞形科植物川芎
的根茎。《神农本草经》记载："主中风入脑头痛、
寒痹，筋脉缓急，金疮，妇人血闭无子。"其味辛、
性温，归肝、胆、心包经，有活血行气，祛风止痛
的作用。

本品辛散温通，既能活血化瘀，又能行气止痛，为"血中之气药"，具有通达气血的功效，故能治疗气滞血瘀之胸胁、腹部诸痛。其与丹参、桂枝、檀香等同用，可治疗心脉瘀阻之胸痹心痛；配伍柴胡、白芍、香附等药，可治疗肝郁气滞之胁痛；若配乳香、没药、三七等药，可治疗跌仆损伤，瘀肿疼痛。

本品善"下调经水，中开郁结"，是妇科活血调经要药，可治疗多种妇产科疾病。

本品辛温升散，能"上行头目"，祛风止痛，为治疗头痛要药，无论风寒、风热、风湿、血虚、血瘀头痛均可随证配伍用之。加之其辛散温通，能祛风通络止痛，又可治疗风湿痹痛，如独活寄生汤中配伍独活、秦艽、防风、桂枝等药同用。

现代药理研究：川芎嗪能扩张冠状动脉、脑血管，改善微循环；能抑制血小板凝聚，预防血栓形成；水煎剂有明显而持久的降压作用；能抑制多种杆菌；有抗组织胺和利胆作用。

赤芍，见于《神农本草经》，为毛茛科植物赤芍的干燥根。其味苦、性微寒，归肝经，功能清热凉血，散瘀止痛。

本品苦寒入肝经血分，善清泻肝火，泄血分郁热而奏凉血、止血之效。配合水牛角、牡丹皮、生地黄等药可治疗温毒发斑；配合生地黄、大黄、白茅根等药同用，又可治血热吐衄。

本品苦寒入肝经而清肝火，若配荆芥、薄荷、黄芩等药同用，可治疗肝经风热目赤肿痛。本品有活血散瘀止痛之功，配柴胡、牡丹皮等药同用，可治肝郁血滞之胁痛；治疗血滞闭经、痛经、癥瘕腹痛，可配当归、川芎、延胡索等药同用，如少腹逐瘀汤。

现代药理研究：赤芍能扩张冠状动脉、增加冠脉血流量；有抑制血小板聚集，抗血栓形成的作用；有镇静、抗炎止痛、抗惊厥、解痉作用；对多种病原微生物有较强的抑制作用。

【配伍功用】

川芎辛散温通，既能活血化瘀，又能祛风通络；赤芍苦微寒，既能凉血止血，又能活血散瘀。古语有云"治风先治血，血行风自灭"，此二药合用，既起到活血化瘀之功效，又可谓"灭风"之法。

【用量用法】

川芎10～15g，赤芍10～30g。入汤剂，水煎服。

【临床主治】

慢性肾炎患者，因素体阴虚，外感风热之邪，或因风寒外袭，入里化热，损伤肾络；风邪入里，久病入络，肾络癥瘕，瘀血阻滞，旧血不去，新血不能归经。可见面色晦暗，肌肤甲错，腰部刺痛，血尿，舌暗有瘀斑、瘀点，舌下筋系瘀紫等表现。治疗上在祛风的同时还需活血化瘀，吕老常用此小药方。若血尿较明显，且以热象为重，可加紫草、茜草、仙鹤草等药凉血止血；若阴虚火旺，虚热明显者，可加女贞子、旱莲草等滋阴清热，凉血止血。

【吕氏医案】

患者翟某某，女，62岁，主诉：发现血肌酐升高半年余。2013年1月因高血压就诊，发现血肌酐：387μmol/L，尿素氮：18.21mmol/L，诊断为慢性肾功能不全，予尿毒清、开同、罗盖全等药物治疗，肌酐未见明显下降，后改用金水宝、包醛氧淀粉胶囊治疗，血肌酐逐渐升至437μmol/L。

刻下症：乏力，时有腰酸、腹胀，多矢气，头顶嗡嗡响，纳眠可，大便2～3/日，质软，夜尿2次，舌淡暗苔薄黄，脉弦细。既往史：高血压病史1年，现服波依定、倍他乐克，血压 120～140/70mmHg。尿常规：尿蛋白（＋＋）；血常规：红细胞 $2.74 \times 10^{12}/L$，血色素 87g/L；生化：血肌酐 549μmol/L，尿酸 423 μmmol/L，尿素氮 19.08mmol/L。2013 年 8 月超声示：右肾 7.4 厘米×3.1 厘米×3.3 厘米，皮质 0.5 厘米；左肾 7.6 厘米×3.5 厘米×3.3 厘米，皮质 0.9 厘米；囊肿 3.0×2.8 厘米。诊断：慢性肾功能衰竭（气血阴阳俱虚，血脉不活，浊毒内停）。处方：太子参 30g，丹参 30g，丹皮 30g，赤芍 30g，生黄芪 60g，当归 10g，枳实 10g，熟军 10g，灵芝 10g，红景天 10g，川芎 10g，北沙参 30g。14 副，水煎服。

2013 年 9 月 8 日复诊：仍腰酸乏力，腹胀，多矢气，头中嗡嗡响，纳食一般，眠浅，尿量 1800ml/24 小时左右，夜尿 2 次，大便 1～2 次/日，不成形，有不畅感，舌胖质红苔黄腻，脉滑。血常规：红细胞 $2.78 \times 10^{12}/L$，血色素 92g/L；生化：血肌酐 443μmol/L，尿酸 564 mmol/L，尿素氮 19.54mmol/L。在上方基础上加广郁金 10g、土茯苓 30g 以清热利湿。前方加减，服药至今，患者病情平稳。

6. 白鲜皮、地肤子——鲜地祛风除湿散

【药物组成】

白鲜皮、地肤子

【单药功用】

白鲜皮，出自《神农本草经》，为芸香科植物白鲜的干燥根皮。《神农本草经》记载："主头风，黄疸，咳逆，淋沥。女子阴中肿痛，湿痹死肌，不可屈伸起止行步。"

本品味苦、性寒，归脾、胃、膀胱经，功能清热燥湿，祛风解毒。

本品有清热燥湿、泻火解毒、祛风止痒的功效，常与苍术、苦参、连翘等药同用，可治疗湿热疮毒、肌肤溃烂、黄水淋漓者；配伍苦参、防风、地肤子等药用，可治湿疹、风疹、疥癣。

本品尚能清热燥湿，治疗湿热蕴蒸之黄疸、尿赤；兼能祛风通痹，治疗风湿热痹，关节红肿热痛。

现代药理研究：白鲜皮对多种致病性真菌有不同程度的抑制作用，并有解热作用；其挥发油在体

外还有抗癌作用。

地肤子，出自《神农本草经》，为蓼科植物地肤的成熟果实。《神农本草经》记载："主膀胱热，利小便。"地肤子味辛苦、性寒，归肾、膀胱经，有利尿通淋，清热利湿，止痒的功效。

本品苦寒降泄，能清利湿热而通淋，常与木通、瞿麦、冬葵子等药同用，治疗膀胱湿热，小便不利，淋沥涩痛等症。

本品能清除皮肤中的湿热与风邪，从而达到止痒之效，可治疗风疹、湿疹，常与白鲜皮、蝉蜕、黄柏同用；若因下焦湿热，外阴瘙痒，可配合苦参、龙胆草、白矾等药煎汤外洗；治疗湿热带下，则配黄柏、苍术等药同用。

现代药理研究：地肤子对多种皮肤真菌有不同程度的抑制作用；其水提取物有抑制单核巨嗜系统的吞噬功能和迟发型超敏反应（DTH）。

【配伍功用】

白鲜皮长于走表祛风，解毒止痒；地肤子善走下，利湿解毒止痒之外，尚能利尿通淋。二药合用，对于慢性肾炎由于外风引致内湿，风湿热邪胶结，缠绵难除的病证，疗效颇佳。

【用量用法】

白鲜皮 10～30g，地肤子 10～30g。入汤剂，水煎服。

【临床主治】

慢性肾炎患者，若因风热湿毒浸淫肌表，肌肤失于濡养，腠理开合失司，汗不得外出，邪热不能随汗外泄，郁于肌肤腠理之间而出现风疹、湿疹等，常表现为全身或局部皮肤瘙痒，吕老常用此小药方祛风止痒，利湿解毒。常用配伍：若风热之邪较盛，可配伍荆芥、防风、蝉衣、牛蒡子等疏散风热；若湿热明显，则加泽泻、猪苓、薏苡仁等药清热利湿。

【吕氏医案】

患者刘某某，女，66 岁。初诊时间 2014 年 1 月 13 日，患者先天多囊肾，未规律体检。2011 年 5 月发现 Cr169.54 μmol/L，2013 年 4 月开始服用尿毒清，肌酐无明显变化，12 月复查血肌酐 176μmol/L。

刻下症：眼睑浮肿，咽干，偶有咳嗽、头部汗出，下肢怕冷不肿，腰部偶有酸胀，纳眠可，大便日 1 行，质偏干，夜尿 1 次，舌暗红少津，苔白，脉沉细。既往高血压 10 余年，3 个子女有多囊肾。尿常规：（一）；血常规：红细胞 2.96×10^{12}/L，血色素 91g/L，生化：血肌酐 176μmol/L，尿酸 496μmol/L，尿素氮 13.5μmol/L，TG2.42μmol/L。B 超示：双肾增大，肾内结构紊乱，多囊肾，左肾最大者 4.3 厘米×3.7 厘米，右肾最大者 6.6 厘米×5.7 厘米。诊断：慢性肾功能衰竭（肝肾不足，风湿热侵袭）。处方：狗脊 10g，川断 10g，川牛膝 10g，红花 10g，桃仁 10g，生薏仁 30g，猪苓 30g，白蒺藜 20g，白鲜皮 20g，地肤子 20g。28 副，水煎服。

2014 年 2 月 12 日复诊：乏力，易外感，服药后胃脘不适，伴咽干，腰酸，下肢发凉，前胸后背痒甚，纳眠可，醒后有发热汗出，舌体瘦小，苔白腻，脉弦。处方：上方加赤芍 20g、丹皮 20g、生鹿角片 10g。14 副。前方加减，服药至今，患者病情平稳。

7. 地龙、全蝎——龙蝎搜风通络散

【药物组成】

地龙、全蝎

【单药功用】

地龙，出自《神农本草经》，为钜蚓科动物环毛蚓的干燥体。其味咸性寒，归肝、脾、膀胱经，功能清热定惊，通络，平喘，利尿。《本草纲目》记载："性寒而下行，性寒故能解诸热疾，下行故能利小便，治足疾而通经络也。"

本品性寒，既能息风止痉，又善于清热定惊，适用于热极生风所致的神昏谵语、痉挛抽搐及小儿惊风，或癫痫、癫狂等症。

其性走窜，善于通行经络，常与黄芪、当归、川芎等补气活血药配伍，治疗中风后气虚血滞，经络不利，半身不遂，口眼㖞斜等症，如补阳还五汤。

本品长于通络止痛，故适用于多种原因导致的经络阻滞、血脉不畅、肢节不利。

本品咸寒走下入肾，能清热结而利水道，用于热结膀胱，小便不通，既可单用，也可配伍车前子、木通、冬葵子等药。

此外，地龙尚有降压、平喘的作用。

现代药理研究：地龙有良好的解热、镇静、抗惊厥作用；有缓慢而持久的降压作用；具有纤溶和抗凝作用；还具有增强免疫、抗菌、抗肿瘤、利尿等作用。

全蝎，为钳蝎科动物东亚钳蝎的干燥体，出自《蜀本草》。其味咸辛，性平，入肝经，有息风镇痉，攻毒散结，通络止痛的作用。

本品主入肝经，性善走窜，既能平息肝风，又能搜风通络，有良好的息风止痉之效，是治疗痉挛抽搐的要药；对于风寒湿痹久治不愈，筋脉拘挛，甚则关节变形之顽痹，作用颇佳；其搜风通络止痛之力较强，又可用于治疗偏正头痛。

现代药理研究：具有明显抗癫痫、抗惊厥作用；能抑制血栓形成，具有抗凝作用；还具有镇痛、抑制肿瘤的作用。

【配伍功用】

全蝎为治风要药，祛风止痉作用强，与地龙配伍，其力相得益彰。二药合用除具有行走透窜之功外，还可通利肾脏血络，开启孔窍，达到活血除瘀之效。

【用量用法】

地龙 10～30g，全蝎 3～5 条。入汤剂，水煎服。

【临床主治】

吕老认为慢性肾炎病程日久，风邪入中经络，潜伏于内，肾脉痹阻，气血瘀滞不畅而造成一系列的并发症，导致病情复杂顽固，不易根除。因此，用虫类药物以搜风通络，直达病所；且地龙不仅息风止痉，而且能走窜通络，利尿降压，故对于慢性肾炎并发高血压的病人，可用此药对配合天麻、钩藤等药平肝息风，降低血压。

从清热解毒论治

1. 金银花、连翘、黄芩——银翘清热散

【药物组成】

金银花、连翘、黄芩

【单药功用】

金银花，出自《新修本草》，为忍冬科植物忍冬的干燥花蕾或带初开的花。味甘性寒，归肺、心、胃经。功效清热解毒，疏散风热。《本草纲目》记载："一切风湿气，及诸肿毒、痈疽疥癣、杨梅诸恶疮。散热解毒。"

本品甘寒，清热解毒，消肿散痈，是治疗一切内痈外痈的要药。

本品性芳香疏散，善散肺经热邪，透热达表，与连翘、薄荷、牛蒡子等药同用，治疗外感风热或温病初起，身热头痛，咽痛口渴；善清心、胃热毒，有透营转气之功，配伍水牛角、生地、黄连等药，

可治热入营血，舌绛神昏，心烦少寐，如清营汤。

本品兼有清热解毒，凉血，止痢之效，可用于热毒痢疾，下痢脓血，单用浓煎口服即可奏效。

生品以疏散风热、清泄里热为主，而炒炭则宜用于热毒血痢，露剂多用于暑热烦渴。

现代药理研究：金银花具有广谱抗菌作用，其煎剂能促进白细胞的吞噬作用，有明显的抗炎及解热作用。

连翘，出自《神农本草经》，为木犀科植物连翘的干燥果实。味苦性微寒，归肺、心、小肠经。功效清热解毒，消肿散结，疏散风热。《神农本草经》记载："主寒热，鼠瘘、瘰疬、痈肿、恶疮、瘿瘤、结热、蛊毒。"

本品苦寒，主入心经，既能清心火，解疮毒，又能消散痈肿结聚，有"疮家圣药"之称，可用治痈肿疮毒，瘰疬痰核。

本品苦能清泄，寒能清热，入心、肺二经，长于清心火，散上焦风热，与金银花、薄荷、牛蒡子等药同用，治疗风热外感或温病初起，头痛发热、口渴咽痛，如银翘散；与水牛角、生地、金银花同用，组成清营汤，可治疗热入营血之舌绛神昏，烦热斑疹。

本品苦寒通降，兼有清心利尿之功，多与车前子、白茅根、竹叶、木通等药配伍，治疗湿热壅滞所致小便不利或淋沥涩痛，方如如圣散。

现代药理研究：连翘有广谱抗菌作用，对多种致病菌有不同程度的抑制作用；同时连翘有抗炎、解热作用，能明显抑制炎性渗出，并增强机体的免疫能力；所含墩果酸具有强心、利尿及降血压作用；所含维生素 P 可降低血管通透性及脆性，防止溶血。

黄芩，出自《神农本草经》，为唇形科植物黄芩的干燥根。味苦性寒，归肺、胆、脾、胃、大肠、小肠经。功效清热燥湿，泻火解毒，止血，安胎。《神农本草经》记载："主诸热黄疸，肠澼泻痢，逐水，下血闭，恶疮疽蚀火疡。"用于湿温、暑温，胸闷呕恶，湿热痞满，泻痢，黄疸。

本品性味苦寒，功能清热燥湿，善清肺胃胆及大肠之湿热，尤长于清中上焦湿热。若配黄连、干姜、半夏等，可治湿热中阻，痞满呕吐，如半夏泻心汤；若配黄连、葛根等药用，可治大肠湿热之泄泻、痢疾，如葛根芩连汤。

本品主入肺经，善清泻肺火及上焦实热，用治肺热壅遏所致咳嗽痰稠，可单用，如清金丸；若配法半夏，可治肺热咳嗽痰多，如黄芩半夏丸；配薄荷、栀子、大黄等，可用治外感热病，中上焦热盛所致高热烦渴、面赤唇燥、尿赤便秘、苔黄脉数者，如凉膈散。

本品能清热泻火以凉血止血，可用治火毒炽盛迫血妄行之吐血、衄血等证，常配大黄用，如大黄汤。

本品有清热泻火解毒的作用，可用治火毒炽盛之痈肿疮毒，常与黄连、黄柏、栀子配伍，如黄连解毒汤。

本品具清热安胎之功，可治血热胎动不安，肾虚有热胎动不安，气虚血热胎动不安。

清热多生用，安胎多炒用，清上焦热可酒炙用，止血可炒炭用。

现代药理研究：黄芩具有抗菌抗病毒作用；解热作用；消除自由基，抗氧化活性作用；拮抗儿茶酚胺类化合物，对心肌氧供不足及因心肌耗氧增加引起的心肌缺氧均有非常显著的改善作用；通过抑制巯基酶活性而抑制过敏介质的释放，同时对平滑肌有直接松弛作用；抗肿瘤作用。

【配伍功用】

金银花、连翘、黄芩三药性味皆苦寒，均有清热解毒之功效。金银花气味芳香，质体轻扬，既可清风温之热，又可解血中之毒，偏于透上半身之热；连翘轻清上浮，善清心而去上焦诸热，为治疮之要药，散结消肿，偏于透达全身躯壳之热。且二者为吴鞠通《温病条辨》银翘散中的核心配伍，气味辛凉、轻清灵动，功擅清热解毒。黄芩苦寒，偏泻上焦肺火，肺热咳嗽者多用。三者相须为用，既可清解外来之风热邪毒，又可清解在里之肺热。

【用法用量】

金银花 10～15g，连翘 10～15g，黄芩 10～15g。入汤剂水煎服。

【临床主治】

慢性肾脏病素有肺热或因上焦外感风热诱发病情加重者，主症见腰部酸痛，身热头痛，咽喉肿痛，咳嗽，舌淡红苔白，脉浮数，吕老常用此小药方，以疏散风热。

【吕氏医案】

陈某某，男，14 岁。2013 年 7 月 9 日初诊。主诉：尿潜血 7 月余，尿蛋白 1 月余。现病史：患者于 2012 年 12 月受凉后出现发热、咽痛，查尿常规提示潜血（＋＋＋），予抗感染治疗后，潜血仍有（＋＋＋）。2012 年 1 月查抗链球菌溶血素 O 为 3500mg/dl，红细胞形态异性率为 80%，当地医院建议其肾穿，但患者拒绝，后间断口服中药治疗，多次查尿常规潜血波动于（＋＋）～（＋＋＋），一直未服用激素。2013 年 5 月，劳累后查尿常规提示尿蛋白（＋＋），后多次复查，尿蛋白仍然存在。今为求中医治疗，前来就诊。

刻下症：自觉发热，无咽痛，无咳嗽、咯痰，小便色黄，多泡沫，尿量可，无腰痛，纳眠可，大便调，舌胖大有红点，苔薄白，脉弦细。既往体健。其父有血尿病史。2013 年 2 月 2 日：生化：血肌酐 51μmol/L，尿酸 408μmol/L，尿素氮 3.42mmol/L。

2013 年 6 月 23 日：尿微量白蛋白 93mg/g·Cr。2013 年尿常规：尿蛋白（＋＋），潜血（＋＋＋）。中医诊断：慢肾风（风热上扰）。西医诊断：慢性肾炎。治法：疏风散热。处方：黄芩 10g，银花 15g，连翘 15g，菊花 10g，丹皮 10g，赤芍 10g，辛夷 10g，蝉衣 10g，荆芥炭 6g，防风 6g，炒山栀 10g，甘草 10g，猪苓 30g，茯苓 10g，14 副，水煎服，日一次，分两次服。前方加减，服药至今，病情相对平稳。

2. 栀子、枳实、大黄——栀子大黄汤

【药物组成】

栀子、枳实、大黄

【单药功用】

栀子，出自《神农本草经》，为茜草科植物栀子的干燥成熟果实。味苦性寒，归心、肺、三焦经。功效泻火除烦，清热利湿，凉血解毒。《神农本草经》记载："主五内邪气，胃中热气，面赤酒疱齄鼻，白癞赤癞疮疡。"

本品苦寒清降，能清泻三焦火邪、泻心火而除烦，为治热病心烦、躁扰不宁之要药，可与淡豆豉

同用，如栀子豉汤。

本品有清利下焦湿热之功效，可治疗肝胆湿热蕴蒸之黄疸，常配茵陈、大黄等药用，如茵陈蒿汤，或配黄柏用，如栀子柏皮汤。

本品善清利下焦湿热而通淋，清热凉血以止血，故可治血淋涩痛或热淋证。

本品清热凉血，可治疗血热妄行之吐血、衄血之证，常配白茅根、大黄、侧柏叶等药，如十灰散。

本品功能清热泻火、凉血解毒，可治疗火毒疮疡，红肿热痛，目赤肿痛。

栀子皮（果皮）偏于达表而去肌肤之热；栀子仁（种子）偏于走里而清内热。生栀子走气分而泻火，焦栀子入血分而凉血止血。

现代药理研究：栀子有降压、利胆、镇静、抗真菌作用。

枳实，出自《神农本草经》，为芸香科植物酸橙及其栽培变种或甜橙的干燥幼果。味苦、辛、微酸，性微温，归脾、胃、大肠经。功效破气消积，化痰除痞。《神农本草经》记载："主大风在皮肤中如麻豆苦痒，除寒热结，止痢，长肌肉，利五脏，益气轻身。"本品辛行苦降，善破气除痞、消积导滞。若胃肠积滞，热结便秘，腹满胀痛，常与大黄、芒硝等同用，如大承气汤；治湿热泻痢、里急后重，多与黄芩、黄连同用，如枳实导滞丸。治胸阳不振、痰阻胸痹之胸中满闷、疼痛，多与黄连、瓜蒌、半夏同用，如小陷胸加枳实汤；还可破气行滞而止痛，治疗气血阻滞之胸胁疼痛。

现代药理研究：枳实能缓解乙酰胆碱或氯化钡所致的小肠痉挛，可使胃肠收缩节律增加；能增加冠脉、脑、肾血流量，降低脑、肾血管阻力。

大黄，出自《神农本草经》，为蓼科植物大黄的干燥根及根茎。味苦性寒，归脾、胃、大肠、肝、心包经。功效泻下攻积，凉血解毒，清热泻火，逐瘀通经。《神农本草经》记载："下瘀血，血闭寒热，破癥瘕积聚，留饮宿食，荡涤肠胃，推陈致新，通利水谷，调中化食，安和五脏。"

本品有较强的泻下作用，能荡涤肠胃，推陈致新，为治疗积滞便秘之要药。又因其苦寒沉降，善能泄热，故实热便秘尤为适宜。与芒硝、厚朴、枳实配伍，以增强泻下攻积之力，为急下之剂，用治阳明腑实证，如大承气汤；与麻仁、杏仁、蜂蜜等润肠药同用，泻下之力缓和，方如麻子仁丸；热结而气血不足，配人参、当归等药，方如黄龙汤；热结津伤，配麦冬、生地，方如增液承气汤；脾阳不足，冷积便秘，与附子、干姜配伍，如温脾汤。

本品苦降，能使上炎之火下泄，又具清热泻火，凉血止血之功。可治疗血热吐衄，目赤咽肿。

本品外用能泻火解毒，凉血消肿，治热毒痈肿疗疮和烧烫伤。

本品有较好的活血逐瘀通经作用，既可下瘀血，又清瘀热。

本品有泻下通便，导湿热外出之功，故可治疗湿热蕴结之证。另可"破痰实"，通脏腑，降湿浊，用于老痰壅滞，喘逆不得平卧等。

生大黄泻下力强，酒制大黄泻下力弱，活血作用较好，宜用于瘀血证。大黄炭则多用于出血证。

现代药理研究：大黄能增加肠蠕动，抑制肠内水分吸收，促进排便；还有抗感染、利胆健胃、止血、保肝、降压、降低血清胆固醇作用。

【配伍功用】

栀子、枳实、大黄三药味皆苦，苦"能泄、能燥、能坚"。大黄苦寒，泻下之力较强，可荡涤肠胃，通腑泄热祛湿；枳实味辛，可行气除痞，导滞破积，古人言枳实"有冲墙倒壁之功"，尤善行脾胃之滞而利肠胃。二者相须为用，通腑导滞之力更强，大便畅，浊毒去。栀子苦寒，入心经可泻火除烦，入三焦经可清利下焦湿热，与大黄相须为用，清热解毒之力增。栀子清热泻火，枳实、大黄泄热通便。三者合用，湿热可清，浊毒可去。

【用法用量】

栀子 10～30g，枳实 10～30g，熟大黄 10～30g。入汤剂，水煎服。

【临床主治】

慢性肾脏病证属浊毒内停，湿热内蕴，主症见腰酸、腰痛、乏力、恶心、口干、口苦、大便干、舌淡暗、苔黄腻等。吕老常用此小药方，清热利湿，泄浊解毒。

【吕氏医案】

马某，男，27 岁。初诊：2013 年 4 月 16 日。

主诉：发现尿蛋白、尿潜血、血肌酐升高 20 天。现病史：患者于 2013 年 3 月 27 日因视物模糊就诊于当地眼科医院，当时测得血压 160/110mmHg，生化提示肌酐 289μmol/L、尿酸 800μmol/L，遂前往当地中心医院，查尿常规提示蛋白（＋＋）、潜血（＋＋＋），生化提示肌酐 309μmol/L、尿酸 596μmol/L，尿素氮 13.69mmol/L，当时诊断为慢性肾功能不全，予肾宝治疗，疗效不显，遂前往中国医科大学附属第一医院，诊断为慢性肾炎（慢性肾脏病 2 期），予相应治疗后未见明显改善。遂前来就诊。

刻下症：乏力，气短，畏寒，纳差，眠差，小便多泡沫，大便质干，双下肢无明显水肿，舌淡苔白，脉沉。既往史：近期发现高血压病史，最高达 180/110mmHg，未规律服药。14 年前行扁桃体切除术。辅助检查：血常规：红细胞 4.38×10^{12}/L，血红蛋白 129g/L；尿常规：蛋白（＋＋＋）；生化：肌酐 264μmol/L，尿酸 549μmol/L，尿素氮 13.82mmol/L，甘油三酯 10.4mmol/L，胆固醇 6.78mmol/L，总蛋白 64g/L，白蛋白 34.22g/L。

中医诊断：慢性肾功能衰竭（气血亏虚，浊毒内停，湿热瘀阻）。西医诊断：①慢性肾功能不全失代偿期；②高血压2级（高危组）；③高脂血症④高尿酸血症。治法：益气活血，清热利湿，泄浊解毒。处方：生黄芪60g，当归10g，川芎15g，猪苓30g，蛇舌草30g，茯苓30g，泽兰30g，郁金10g，熟大黄15g，枳实10g，茵陈30g，山栀10g。7副，水煎服，日一次，分两次服。

二诊：2013年4月23日，服药后，夜尿次数增多，尚有乏力，气短，畏寒，纳眠差，大便溏，舌淡胖大，苔白，脉沉细。服药期间，前往北大医院咨询，建议其住院予激素治疗。生化：肌酐340μmol/L，尿酸658μmol/L，尿素氮16.1mmol/L，白蛋白36.4g/L；尿常规：尿蛋白（＋＋＋），24h尿蛋白定量8.718g；肾脏B超：双肾弥漫性病变（左10.0厘米×5.5厘米，右10.9厘米×5.4厘米）。治法：益气活血通络。处方：生黄芪60g，当归10g，红花10g，桃仁10g，丹参30g，丹皮30g，赤芍30g，川芎15g，莪术10g，枳实10g，熟军15g，甘草10g，水红花子10g。21副，水煎服，日一次，分两次服。

三诊：2013 年 6 月 21 日，药后无明显不适，舌淡苔白，脉沉。处方：宗 2013 年 4 月 23 日方加木香 10g，黄连 10g，猪苓 30g，茯苓 30g。28 副，水煎服，日一次，分两次服。

四诊：2013 年 7 月 19 日，家属代诉：血压平稳，BP120～130/85～90mmHg，活动后气短乏力，畏寒，眠不实，大便可。2013 年 7 月 17 日，血常规：红细胞 $3.62×10^{12}$/L，血红蛋白 106g/L；尿常规：潜血（＋＋＋），蛋白（＋＋＋）；生化：肌酐 $304\mu mol$/L，尿酸 $665\mu mol$/L，尿素氮 13.53mmol/L。处方：太子参 30g，丹参 30g，猪苓 30g，茯苓 30g，生黄芪 30g，当归 10g，川芎 15g，泽兰 30g，葶苈子 30g，丹皮 30g，赤芍 30g。28 副，水煎服，日一次，分两次服。

五诊：2013 年 8 月 19 日，饮食控制欠佳，食肉增多，汗出较多，时有视物模糊，眠差，易醒，醒后难入睡，尿频，夜尿 3～4 次，大便日 1 行，质可，舌淡红，苔薄白，脉沉细。血压：130～135/80～90mmHg（拜新同 1 片，1 次/日）。血常规：红细胞 $3.63×10^{12}$/L，血红蛋白 108g/L；尿常规：潜血

（＋＋＋）；红细胞 36.24/ul；蛋白（＋＋＋）；生化：肌酐 392μmol/L，尿酸 745μmol/L，尿素氮 15.49mmol/L，肾脏 B 超：双肾弥漫性病变（左 9.0 厘米×5.0 厘米，右：8.5 厘米×4.8 厘米）。处方：土茯苓 30g，郁金 10g，秦艽 15g，威灵仙 10g，泽兰 20g，猪苓 30g，茯苓 30g，枳实 10g，熟大黄 10g，丹参 30g，茵陈 30g，山栀 10g。14 副，水煎服，日一次，分两次服。

上方加减，服药至今，饮食控制后，病情平稳，肾功能不全未见明显进展。

3. 白花蛇舌草、土茯苓、川牛膝——苓蛇解毒汤

【药物组成】

白花蛇舌草、土茯苓、川牛膝

【单药功用】

白花蛇舌草，出自《广西中药志》，为茜草科植物白花蛇舌草的全草。味微苦、甘，性寒，归胃、大肠、小肠经。功效清热解毒，利湿通淋。本品苦寒，有较强的清热解毒作用，可治疗热毒所致诸证，内服外用均可。若治疗肠痈腹痛，常与红藤、败酱

草、牡丹皮等同用；若治疗咽喉肿痛，多与黄芩、玄参、板蓝根等药同用。单用本品治疗膀胱湿热，小便淋沥涩痛。本品还可治疗湿热黄疸。

现代药理研究：本品有抗菌、抗炎，镇痛、镇静、催眠及抑制生精能力和保肝利胆的作用。

土茯苓，出自《本草纲目》，为百合科植物光叶菝葜的干燥块茎。味甘、淡，性平，归肝、胃经。功效解毒，除湿，通利关节。《本草纲目》记载："健脾胃，强筋骨，去风湿，利关节，止泄泻，治拘挛骨痛，恶疮痈肿，解汞粉、银朱毒。"

本品甘淡，解毒利湿，通利关节，又兼解汞毒，故对梅毒或因梅毒服汞剂中毒而致肢体拘挛、筋骨疼痛者疗效尤佳，为治梅毒要药。

本品甘淡渗利，解毒利湿，故可治疗湿热引起的热淋、带下、湿疹、湿疮等证。本品清热解毒，兼可消肿散结。

现代药理研究：本品有明显利尿、镇痛作用。缓解汞中毒，拮抗棉酚中毒。

川牛膝，出自《神农本草经》，为苋科植物川牛膝的根。味甘、酸、苦，性平，归肝、肾经。功效活血通经，补肝肾，强筋骨，利水通淋，引火（血）下行。《神农本草经》记载："主寒湿痿痹，四肢拘挛，膝痛不可屈伸，逐血气，伤热火烂，堕胎。"

本品活血祛瘀力较强，性善下行，长于活血通经，其活血祛瘀作用有疏利降泄之特点，尤多用于妇科经产诸疾以及跌打伤痛。治瘀阻经闭、痛经、月经不调、产后腹痛，常配当归、桃仁、红花，如血府逐瘀汤；治跌打损伤、腰膝瘀痛，常配续断、当归、乳香、没药等同用，如舒筋活血汤。

本品既能活血化瘀，又能补益肝肾，强筋健骨，兼能祛除风湿，故既可用于肝肾亏虚之腰痛、腰膝酸软，可配伍杜仲、续断、补骨脂等同用，如续断丸；又可用于痹痛日久，腰膝酸痛，常配伍独活、桑寄生等，如独活寄生汤；性善下行，既能利水通淋，又能活血祛瘀。

本品味苦善泄降，能导热下泄，引血下行，以降上炎之火。治肝阳上亢之头痛眩晕，可与代赭石、生牡蛎、生龟甲等配伍，如镇肝息风汤；治胃火上炎之齿龈肿痛、口舌生疮，可配白茅根、石膏、知母等同用，如玉女煎。

现代药理研究：牛膝总皂苷对子宫平滑肌有明显兴奋作用，可抗炎、镇痛，提高机体免疫功能，蜕皮甾酮有降脂、降血糖作用。

【配伍功用】

白花蛇舌草能清热解毒，利湿通淋；土茯苓能清解湿毒。二药合用，甘寒清利，平和有效，清热解湿毒之力增。加之川牛膝这一引经药，既可引火下行，又能利水通淋，三药合用，可分清降浊，引导水湿下行由小便而出。

【用法用量】

白花蛇舌草 30g，土茯苓 30g，川牛膝 30g。入汤剂，水煎服。

【临床主治】

慢性肾脏病，证属热蕴尿道，主症见腰酸、腰痛，尿频、尿痛、尿灼热感、尿色黄等。吕老常用此小药方。

【吕氏医案】

刘某，男，51 岁。初诊：2013 年 7 月 2 日。主诉：蛋白尿 3 年余。现病史：患者于 2010 年 9 月因特发性血小板减少性紫癜前往中日友好医院就诊，当时查生化提示白蛋白 27g/L，24 小时尿蛋白定量为 11.4g，诊断为"肾病综合征"，因血小板计数偏低，未行肾穿。2012 年起自觉尿中泡沫增多，且间断出现眼睑及双下肢水肿。前往当地医院就诊，查血常规提示血小板 50×10^9/L，生化提示白蛋白 19g/L、24 小时尿蛋白定量为 7.89g，仍未行肾穿，予利尿、消蛋白等对症治疗后，水肿好转出院。现为求中医诊治，前来就诊。

刻下症：腰痛明显，乏力，汗出，右侧牙龈肿痛，偶觉胸闷，时有转筋，双脚发凉，双下肢无水肿及出血点，纳眠可，小便色黄有泡沫，大便日行 1～2 次，舌胖大质红，苔薄白，脉细。既往史：高血压病史 30 年，现口服缬沙坦 1 片、1 次/日，血压控制在 120/90mmHg 左右；类风湿性关节炎多年，未系统治疗；强直性脊柱炎病史 3 年，未服药；特发性血小板减少性紫癜病史 3 年余，未系统治疗。父母均有高血压病病史。2013 年 6 月 3 日：血常规：白细胞 6.9×10^9/L；红细胞 5.8×10^{12}/L；血红蛋白 152g/L；血小板 125×10^9/L；尿常规：蛋白 5g/L；潜血（＋＋＋）；红细胞 8～9/高倍视野；

24h 尿蛋白定量 4.59g。2013 年 6 月 11 日：生化：总蛋白 57g/L，白蛋白 31g/L，胆固醇 6.74mmol/L，甘油三酯 4.15mmol/L，尿素氮 6.05mmol/L，肌酐 68μmol/L，尿酸 472μmol/L，血沉 59mm/h；抗核抗体：抗双链 DNA 抗体 IgG33IU/ml。中医诊断：水肿（气血亏虚，湿热内蕴）。西医诊断：①肾病综合征；②特发性血小板减少性紫癜；③高血压病；④高尿酸血症；⑤类风湿性关节炎；⑥强直性脊柱炎。治法：益气活血通络，清热利湿解毒。处方：生黄芪 60g，当归 10g，猪苓 30g，茯苓 30g，泽兰 30g，白花蛇舌草 30g，乌蛇 10g，全蝎 10g，生薏仁 30g，土茯苓 30g，白芍 30g，甘草 10g，川牛膝 30g。14 副，水煎服，日一次，分两次服。

二诊：2013 年 7 月 16 日，药后腰痛好转，仍觉乏力，伴汗出，双下肢轻度水肿，发胀，无牙痛，纳眠可，小便色黄泡沫，大便日行 2 次，不成形，舌胖大，苔薄黄，脉细。血常规：红细胞 4.97×10^{12}/L，血红蛋白 118g/L，血小板 143×10^9/L；尿常规：蛋白（＋＋＋），潜血（＋＋）。处方：宗上方，14 副。加用激素 50mg、1 次/日，阿尔法 D3

0.25ug／日。

三诊：2013 年 8 月 6 日，药后腰酸乏力减轻，尚有口干口苦，怕热，易汗出，消谷善饥，眠可，小便泡沫多，大便偏干。双下肢指凹性水肿，舌淡，苔黄，脉沉。自诉近几日外出旅游，食海鲜较多。24 小时尿蛋白定量 6.09g。处方：宗 7 月 16 日方加三七粉 3g。14 副，水煎服。

上方加减，服药至今，病情平稳。

4. 茵陈、土茯苓、川牛膝——茵陈排毒汤

【药物组成】

茵陈、土茯苓、川牛膝

【单药功用】

茵陈，出自《神农本草经》，为菊科植滨蒿或茵陈蒿的干燥地上部分。味苦、辛，性微寒，归脾、胃、肝、胆经。功效清利湿热，利胆退黄。《神农本草经》记载："主风湿寒热邪气，热结黄疸。"

本品苦泄下降，性寒清热，善清利脾胃肝胆湿热，使之从小便出，为治黄疸之要药。若身目发黄、小便短赤之阳黄证，常与栀子、黄柏、大黄同用，

如茵陈蒿汤；若黄疸湿重于热，可与茯苓、猪苓同用，如茵陈五苓散。取其清利湿热之功，可用于湿热内蕴之风瘙隐疹，湿疮瘙痒。

现代药理研究：本品有显著利胆作用，并有解热、保肝、抗肿瘤、降压作用。

土茯苓，出自《本草纲目》，为百合科植物干叶菝葜的干燥块茎。味甘、淡，性平，归肝、胃经。功效解毒，除湿，通利关节。《本草纲目》记载："健脾胃，强筋骨，去风湿，利关节，止泄泻，治拘挛骨痛，恶疮痈肿，解汞粉、银朱毒。"

本品甘淡，解毒利湿，通利关节，又兼解汞毒，故对梅毒或因梅毒服汞剂中毒而致肢体拘挛、筋骨疼痛者疗效尤佳，为治梅毒要药。

本品甘淡渗利，解毒利湿，故可用于湿热引起的热淋、带下、湿疹湿疮等证。

本品清热解毒，兼可消肿散结。

现代药理研究：有明显利尿、镇痛作用。缓解汞中毒，拮抗棉酚中毒。

川牛膝，出自《神农本草经》，为苋科植物川牛膝的根。味甘、酸、苦，性平，归肝、肾经。功效活血通经，补肝肾，强筋骨，利水通淋，引火（血）下行。《神农本草经》记载："主寒湿痿痹，四肢拘挛，膝痛不可屈伸，逐血气，伤热火烂，堕胎。"

本品活血祛瘀力较强，性善下行，长于活血通经，其活血祛瘀作用有疏利降泄之特点，故多用于妇科经产诸疾以及跌打伤痛。治瘀阻经闭、痛经、月经不调、产后腹痛，常配当归、桃仁、红花，如血府逐瘀汤；治跌打损伤、腰膝瘀痛，与续断、当归、乳香、没药等同用，如舒筋活血汤。

本品既能活血化瘀，又能补益肝肾，强筋健骨，兼能祛除风湿，故既可用于肝肾亏虚之腰痛、腰膝酸软，可配伍杜仲、续断、补骨脂等同用，如续断丸；又可用于痹痛日久，腰膝酸痛，常配伍独活、桑寄生等，如独活寄生汤。

本品味苦善泄降，能导热下泄，引血下行，以降上炎之火。治肝阳上亢之头痛眩晕，可与代赭石、生牡蛎、生龟甲等配伍，如镇肝息风汤；治胃火上炎之齿龈肿痛、口舌生疮，可配白茅根、石膏、知母等同用，如玉女煎。

现代药理研究：牛膝总皂苷对子宫平滑肌有明

显兴奋作用，可抗炎、镇痛、提高机体免疫功能，蜕皮甾酮有降脂、降血糖作用。

【配伍功用】

茵陈苦泄下降，性寒清热，善清利脾胃肝胆湿热，使之从小便出；土茯苓甘淡渗利，解毒利湿，故可用于湿热引起的热淋、带下、湿疹、湿疮等证；川牛膝性善下行，还可利水通淋。三者相须为用，更增清利下焦湿热之功，使邪从小便而出。

【用法用量】

茵陈 30g，土茯苓 30g，川牛膝 30g。入汤剂水煎服。

【临床主治】

慢性肾脏病证属下焦湿热，主症见小便淋沥灼痛，大便溏或秘结，身热口渴，舌红苔黄腻，脉滑数等。吕老常用此小药方。

【吕氏医案】

杨某某，女，58 岁。初诊：2013 年 9 月 12 日。主诉：尿潜血、尿蛋白 1 年余，血肌酐升高 5 月。现病史：患者于 2012 年 1 月出现肉眼血尿，查尿常规提示蛋白（＋），潜血（＋＋），24 小时尿蛋白定量值为 0.42g，生化提示尿酸 425μmol/L，肌酐 92μmol/L，尿素氮 5.79mmol/L，予百令胶囊及口服汤药治疗后，24 小时尿蛋白波动于 0.4g 左右。2013 年 2 月复查生化提示肌酐 114μmol/L，24 小时尿蛋白 1.26g，予科素亚等对症治疗 2 月后多次复查，肌酐仍偏高，最高达 179μmol/L，后将科素亚改为拜新同，其后复查，肌酐波动于 113～158μmol/L，尿酸波动于 394～491μmol/L，尿素氮 8.17～8.73mmol/L，24 小时尿蛋白定量波动于 0.4g～2.1g。

刻下症：乏力，腰痛，口苦心烦，纳可，眠差，无双下肢水肿，无胸闷心悸，活动后小便呈酱油色，大便日行 2 次，不成形。舌胖大苔白腻，脉沉滑。既往史：脂肪肝病史 6 年余，未服药。2013 年 7 月 9 日：血常规：红细胞 3.15×10^{12}/L，血红蛋白 104g/L；尿常规：蛋白（＋＋＋），潜血（＋＋），红细胞 45.7/高倍视野，红细胞形态非均一，24 小时尿蛋白定量 1.64g；生化：总蛋白 70.4g/L，白蛋白 38.1g/L，肌酐 128μmol/L，尿酸 491μmol/L，尿素氮 8.17mmol/L，甘油三酯 4.43mmol/L，胆固醇 6.09mmo/L，肾小球滤过率：39.79ml/min。中医诊断：慢性肾功能衰竭（脾肾亏虚，湿热瘀阻）。西医诊断：①慢性肾脏病 3 期，肾性贫血；②高尿酸血症；③高脂血症。治法：清热活血利湿，健脾益肾。处方：狗脊 10g，川断 10g，川牛膝 30g，泽兰 30g，猪苓 30g，茯苓 30g，生黄芪 30g，当归 10g，土茯苓 30g，郁金 10g，炒山栀 10g，炙远志 10g，茵陈 30g，丹参 30g。14 副，水煎服，日一次，分两次服。

上方加减，服药至今，症状改善，病情相对平稳。

5. 金银花、连翘、黄芩、生地、玄参、麦冬——银翘增液汤

【药物组成】
金银花、连翘、黄芩、生地、玄参、麦冬
【单药功用】
金银花，出自《新修本草》，为忍冬科植物忍冬的干燥花蕾或带初开的花。味甘、性寒，归肺、心、胃经。功效清热解毒，疏散风热。《本草纲目》记

载："一切风湿气，及诸肿毒、痈疽疥癣、杨梅诸恶疮。散热解毒。"

本品甘寒，清热解毒，消肿散痈，是治疗一切内痈外痈的要药；其性芳香疏散，善散肺经热邪，透热达表，与连翘、薄荷、牛蒡子等药同用，治疗外感风热或温病初起，身热头痛，咽痛口渴；又善清心、胃热毒，有透营转气之功，配伍水牛角、生地、黄连等药，可治热入营血，舌绛神昏，心烦少寐，如清营汤；本品兼有清热解毒，凉血，止痢之效，可用于热毒痢疾，下痢脓血，单用浓煎口服即可奏效。

生品以疏散风热、清泄里热为主，而炒炭则宜用于热毒血痢，露剂多用于暑热烦渴。

现代药理研究：银花具有广谱抗菌作用，其煎剂能促进白细胞的吞噬作用，有明显的抗炎及解热作用。

连翘，出自《神农本草经》，为木犀科植物连翘的干燥果实。味苦、性微寒，归肺、心、小肠经。功效清热解毒，消肿散结，疏散风热。《神农本草经》记载："主寒热，鼠瘘、瘰疬、痈肿、恶疮、瘿瘤、结热、蛊毒。"

连翘苦寒，主入心经，既能清心火，解疮毒，又能消散痈肿结聚，有"疮家圣药"之称，可用治痈肿疮毒，瘰疬痰核；苦能清泄，寒能清热，入心、肺二经，长于清心火，散上焦风热，与金银花、薄荷、牛蒡子等药同用，治疗风热外感或温病初起，头痛发热、口渴咽痛，如银翘散；与水牛角、生地、金银花同用，组成清营汤，可治疗热入营血之舌绛神昏，烦热斑疹；连翘苦寒通降，兼有清心利尿之功，多与车前子、白茅根、竹叶、木通等药配伍，治疗湿热壅滞所致小便不利或淋沥涩痛，方如如圣散。

现代药理研究：连翘有广谱抗菌作用，对多种致病病菌有不同程度的抑制作用；同时连翘有抗炎、解热作用，能明显抑制炎性渗出，并增强机体的免疫能力；其所含墩果酸具有强心、利尿及降血压作用；所含维生素 P 可降低血管通透性及脆性，防止溶血。

黄芩，出自《神农本草经》，为唇形科植物黄芩的干燥根。味苦性寒，归肺、胆、脾、胃、大肠、小肠经。功效清热燥湿，泻火解毒，止血，安胎。《神农本草经》记载："主诸热黄疸，肠澼泻痢，逐水，下血闭，恶疮疽蚀火疡。"用于湿温、暑温，胸闷呕恶，湿热痞满，泻痢，黄疸。

本品性味苦寒，功能清热燥湿，善清肺胃胆及大肠之湿热，尤长于清中上焦湿热。若配黄连、干姜、半夏等，可治湿热中阻，痞满呕吐，如半夏泻心汤；若配黄连、葛根等药用，可治大肠湿热之泄泻、痢疾，如葛根芩连汤。

本品主入肺经，善清泻肺火及上焦实热，用治肺热壅遏所致咳嗽痰稠，可单用，如清金丸；若配法半夏，可治肺热咳嗽痰多，如黄芩半夏丸；配薄荷、栀子、大黄等，可用治外感热病，中上焦热盛所致高热烦渴、面赤唇燥、尿赤便秘、苔黄脉数者，如凉膈散。

本品能清热泻火以凉血止血，可用治火毒炽盛迫血妄行之吐血、衄血等证，常配大黄用，如大黄汤。

本品有清热泻火解毒的作用，可用治火毒炽盛之痈肿疮毒，常与黄连、黄柏、栀子配伍，如黄连解毒汤。

本品具清热安胎之功，可治血热胎动不安，肾虚有热胎动不安，气虚血热胎动不安。

清热多生用，安胎多炒用，清上焦热可酒炙用，止血可炒炭用。

现代药理研究：黄芩具有抗菌抗病毒作用；解热作用；黄芩牛的 4 种主要黄酮成分在机体的不同系统中均具有消除自由基抗氧化活性；抗炎作用；黄芩苷可拮抗儿茶酚胺类化合物，对心肌供氧不足及因心肌耗氧增加引起的心肌缺氧均有非常显著的改善作用；黄芩素通过抑制巯基酶的活性而抑制过敏介质的释放，同时，对平滑肌有直接松弛作用；抗肿瘤作用。

生地，出自《神农本草经》，为玄参科植物地黄的新鲜或干燥块根。味甘、苦、咸，性微寒。功效清热凉血，养阴生津。《神农本草经》记载："主折跌绝筋，伤中，逐血痹，填骨髓，长肌肉，作汤除寒热积聚，除痹。生者尤良。"

本品苦寒入营血分，为清热、凉血、止血之要药。又其性甘寒质润，能清热生津止渴，故常用治温热病热入营血，壮热烦渴、神昏舌绛者，多配玄参、连翘、丹参等药用，如清营汤。

本品甘寒养阴，苦寒泄热，入肾经而滋阴降火，养阴津而泄伏热，可治疗温病后期，余热未尽，阴津已伤，邪伏阴分，症见夜热早凉、舌红脉数者，如青蒿鳖甲汤。

本品甘寒质润，既能清热养阴，又能生津止渴，可治疗热病伤阴，烦渴多饮，常配麦冬、沙参、玉竹等药用，如益胃汤。

现代药理研究：生地水提液有降压、镇静、抗炎、抗过敏作用；乙醇提取物有缩短凝血时间的作用。地黄可对抗连续服用地塞米松后血浆皮质酮浓度的下降，并能防止肾上腺皮质萎缩，具有促进机体淋巴母细胞的转化、增加 T 淋巴细胞数量的作用，并能增强网状内皮细胞的吞噬功能，特别对免疫功能低下者作用更明显。

玄参，出自《神农本草经》，为玄参科植物玄参的干燥根。味甘、苦、咸，性微寒，归肺、胃、肾经。功效清热凉血，泻火解毒，滋阴。《神农本草经》记载："主腹中寒热积聚，女人产乳余疾，补肾气，令人目明。"

本品咸寒入血分而能清热凉血。治温病热入营分，身热夜甚、心烦口渴、舌绛脉数者，常配生地、丹参、连翘等药用，如清营汤。

本品性味苦咸寒，既能清热凉血，又能泻火解毒。若治瘟毒热盛，咽喉肿痛、白喉，可配黄芩、连翘、板蓝根等药用，如普济消毒饮。

本品甘寒质润，功能清热生津，滋阴润燥。可治疗热病伤阴，津伤便秘，常配生地黄、麦冬用，如增液汤。

现代药理研究：玄参有降压、抗炎、镇静、抗惊厥作用。

麦冬，出自《神农本草经》，为百合科植物麦冬的块根。味甘、微苦，性微寒，归心、肺、胃经。功效养阴润肺，益胃生津，清心除烦。《神农本草经》记载："主心腹结气……胃络脉绝，羸瘦短气。"

本品味甘柔润，性偏苦寒，长于滋养胃阴，生津止渴，兼清胃热，广泛用于胃阴虚有热之舌干口渴、胃脘疼痛、饥不欲食、呕逆、大便干结等症。与半夏、人参等同用，治胃阴不足之气逆呕吐，如麦门冬汤；与生地、玄参同用，治热邪伤津之便秘，如增液汤。

本品又善养肺阴，清肺热，适用于阴虚肺燥有热的鼻燥咽干，干咳痰少、咳血，咽痛喑哑等症，常与阿胶、石膏、桑叶等品同用，如清燥救肺汤。

本品归心经，还能养心阴，清心热，并略有除烦安神作用。可用于心阴虚有热之心烦、失眠多梦、健忘、心悸怔忡等症，宜与生地、酸枣仁等养阴安神之品配伍，如天王补心丹。

现代药理研究：麦冬能增强垂体肾上腺皮质系统作用，提高机体适应性；能增加冠脉流量，对心肌缺血有明显保护作用，并能抗心律失常及改善心肌收缩力；有改善左心室功能与抗休克作用，还可镇静、抗菌。

【配伍功用】

金银花、连翘、黄芩、生地、玄参、麦冬六药皆有苦寒之性味，均可清热。金银花气味芳香，质体轻扬，既可清风温之热，又可解血中之毒，偏于透上半身之热；连翘轻清上浮，善清心而去上焦诸热，为治疮之要药，散结消肿，偏于透达全身躯壳之热；黄芩苦寒，偏泻上焦肺火，肺热咳嗽者多用。

三者相须为用，既可清解外来之风热邪毒，又可清解在里之肺热。玄参咸寒，可滋阴降火，清热解毒，清利咽喉；麦冬甘寒，清心润肺，养胃生津。玄参色黑偏入肾，麦冬色白偏入肺，二者相须为用，一肺一肾，金水相生，上下既济。再加生地清热凉血之力，三者合用，亦是增液汤的配伍，主治肠燥津亏便秘。六药组方，除清热之力较强外，还可滋阴生津，亦是肺与大肠相表里之体现。

【用法用量】

用量一般可掌握在金银花 10～15g，连翘 10～15g，黄芩 10～15g，生地 10～30g，玄参 10～30g，麦冬 10～30g。入汤剂，水煎服。

【临床主治】

慢性肾脏病证属上焦外感风热，肠燥津亏，主症见身热，头痛，咽痛，口渴，大便干等。吕老常用此小药方。

6. 土茯苓、紫花地丁、萆薢——清热除湿汤

【药物组成】

土茯苓、紫花地丁、萆薢

【单药功用】

土茯苓，出自《本草纲目》，为百合科植物的菝葜干燥块茎。味甘、淡，性平，归肝、胃经。功效解毒，除湿，通利关节。《本草纲目》记载："健脾胃，强筋骨，去风湿，利关节，止泄泻，治拘挛骨痛，恶疮痈肿，解汞粉、银朱毒。"

本品甘淡，解毒利湿，通利关节，又兼解汞毒，故对梅毒或因梅毒服汞剂中毒而致肢体拘挛、筋骨疼痛者疗效尤佳，为治梅毒要药。

本品甘淡渗利，解毒利湿，故可用于湿热引起的热淋、带下、湿疹湿疮等证。

本品清热解毒，兼可消肿散结。

现代药理研究：土茯苓有明显利尿、镇痛作用，可缓解汞中毒，拮抗棉酚中毒。

紫花地丁，出自《本草纲目》，为堇菜科植物紫花地丁的干燥全草。味苦、辛，性寒。功效清热解毒，凉血消肿。《本草纲目》记载："治一切痈疽发背，疔疮瘰疬，无名肿毒，恶疮。"

本品苦泄辛散，寒能清热，入心肝血分，故能清热解毒，凉血消肿，消痈散结，为治血热壅滞、痛肿疮毒、红肿热痛的常用药物，尤以治疔毒为其特长。配金银花、蒲公英、野菊花等清热解毒之品，如五味消毒饮；用治肠痈，常与大黄、红藤、白花蛇舌草等同用。

此外，本品兼可解蛇毒。还可治疗肝热目赤及外感热病。

现代药理研究：紫花地丁有抗菌、抗病毒、解热、消炎、消肿作用。

萆薢，出自《神农本草经》，为菊科植物萆薢的干燥地上部分。味苦性平，归肾、胃经。功效利湿去浊，祛风除痹。《神农本草经》记载："主腰背痛，强骨节，风寒湿周痹，恶疮不瘳，热气。"

本品善利湿而分清去浊，为治膏淋要药。用于膏淋，小便浑浊，白如米泔，常与乌药、益智仁、石菖蒲同用，如萆薢分清饮。

本品能祛风除湿，通络止痛，善治腰膝痹痛，筋脉屈伸不利。

现代药理研究：萆薢中含的薯蓣皂苷、克拉塞林苷有抗真菌作用。

【配伍功用】

土茯苓、萆薢为临床常用祛风除湿之品。土茯苓甘淡性平，长于清热除湿解毒，散结消肿；萆薢苦平，气微降泄，能利湿浊而祛风湿。二药参合，萆薢长于利湿浊而祛风湿，土茯苓通利关节的同时兼有清热解毒之效。紫花地丁苦泄辛散，寒能清热，入心肝血分，故能清热解毒，凉血消肿，消痈散结，为治血热壅滞、痈肿疮毒、红肿热痛的常用药物。三者相须为用，各取所长，使清热凉血解毒、祛风除湿之功更强。

【用法用量】

用量一般可掌握在土茯苓 30g，萆薢 10～15g，紫花地丁 10～30g。入汤剂，水煎服。

【临床主治】

慢性肾脏病证属下焦蕴热，主症见腰酸、腰痛，口苦口黏，关节肿痛，小便频数短涩或有较多泡沫，舌红苔黄腻等。吕老常用此小药方。

7. 白花蛇舌草、赤芍、丹皮、川牛膝——清热凉血汤

【药物组成】

白花蛇舌草、赤芍、丹皮、川牛膝

【单药功用】

白花蛇舌草，出自《广西中药志》，为茜草科植物白花蛇舌草的全草。味微苦、甘，性寒，归胃、大肠、小肠经。功效清热解毒，利湿通淋。

本品苦寒，有较强的清热解毒作用，可治疗热毒所致诸证，内服外用均可。若治肠痈腹痛，常与红藤、败酱草、牡丹皮等同用；若治咽喉肿痛，多与黄芩、玄参、板蓝根等药同用。单用本品治疗膀胱湿热，小便淋沥涩痛。此外，还可治疗湿热黄疸。

现代药理研究：本品具有抗菌、抗炎，镇痛、镇静、催眠及抑制生精能力和保肝利胆的作用。

赤芍，出自《开宝本草》，为毛茛科植物赤芍的干燥根。味苦性微寒，归肝经。功效清热凉血，散瘀止痛。《神农本草经》记载："主邪气腹痛，除血痹，破坚积，寒热疝瘕，止痛，利小便。"

本品苦寒，入肝经血分，善清泻肝火，泄血分

郁热而奏凉血、止血之功。治温毒发斑，可配水牛角、牡丹皮、生地等药用。入肝经清肝火，配荆芥、薄荷、黄芩等药用，可用治肝经风热目赤肿痛、羞明多眵，如芍药清肝散；治痈肿疮疡，可配金银花、天花粉等药用，如仙方活命饮；治肝郁血滞之胁痛，可配柴胡、牡丹皮等药用，如赤芍药散；治血滞经闭，可配当归、川芎、延胡索等药，如少腹逐瘀汤。

现代药理研究：赤芍能扩张冠状动脉，增加冠脉血流量；赤芍及其衍生物有抑制血小板聚集，抗血栓形成的作用；有镇静、抗炎止痛、抗惊厥、解痉作用；对多种病原微生物有较强的抑制作用。

丹皮，出自《神农本草经》，为毛茛科植物牡丹的干燥根皮。味苦、辛，性微寒，归心、肝、肾经。功效清热凉血，活血祛瘀。《珍珠囊》记载："治肠胃积血、衄血、吐血、无汗骨蒸。"

本品苦寒，入心肝血分。善能清营分、血分实热，功能凉血止血。治温病热入营血，破血妄行所致发斑、吐血、衄血，可配水牛角、生地、赤芍等药。

入血分而善于清透阴分伏热，为治无汗骨蒸之要药。常配鳖甲、知母、生地等药，如青蒿鳖甲汤。治火毒炽盛，痈肿疮毒，可配大黄、白芷、甘草等药用，如将军散。

现代药理研究：丹皮中所含牡丹酚及其以外的糖苷类成分均有抗炎作用。甲醇提取物有抑制血小板作用。牡丹酚有镇静、降温、解热、镇痛、解痉等中枢抑制作用及抗动脉粥样硬化、利尿、抗溃疡、促使动物子宫内膜充血等作用。

川牛膝，出自《神农本草经》，为苋科植物川牛膝的根。味甘、酸、苦，性平，归肝、肾经。功效活血通经，补肝肾，强筋骨，利水通淋，引火（血）下行。《神农本草经》记载："主寒湿痿痹，四肢拘挛，膝痛不可屈伸，逐血气，伤热火烂，堕胎。"

本品活血祛瘀力较强，性善下行，长于活血通经，其活血祛瘀中有疏利降泄之特点，尤多用于妇科经产诸疾以及跌打伤痛。治瘀阻经闭、痛经、月经不调、产后腹痛，常配当归、桃仁、红花，如血府逐瘀汤；治跌打损伤、腰膝瘀痛，与续断、当归、乳香、没药等同用，如舒筋活血汤。

本品既能活血化瘀，又能补益肝肾，强筋健骨，兼能祛除风湿，故既可用于肝肾亏虚之腰痛、腰膝酸软，可配伍杜仲、续断、补骨脂等同用，如续断丸；又可用于痹痛日久，腰膝酸痛，常配伍独活、桑寄生等，如独活寄生汤。

本品味苦善泄降，能导热下泄，引血下行，以降上炎之火。治肝阳上亢之头痛眩晕，可与代赭石、生牡蛎、生龟甲等配伍，如镇肝息风汤；治胃火上炎之齿龈肿痛、口舌生疮，可配白茅根、石膏、知母等同用，如玉女煎。

现代药理研究：牛膝总皂苷对子宫平滑肌有明显的兴奋作用，可抗炎、镇痛，提高机体免疫功能，蜕皮甾酮有降脂、降血糖作用。

【配伍功用】

白花蛇舌草、赤芍、丹皮、川牛膝四药中，丹皮性味苦寒，泄血分郁热，凉血活血，使血流畅而不留瘀，血热清而不妄行。故是治疗血热炽盛，肝肾火旺，瘀血阻滞等症的要药。白花蛇舌草既可清血分实热，又可治阴虚发热。赤芍功同丹皮，特点为清热凉血而无凉遏之弊，活血散瘀而无动血之患。白花蛇舌草性味苦寒，清热解毒之力较强，与赤芍、丹皮合用，更增清热之功效。川牛膝性善下行，亦可活血通经，补益肝肾。四者相须为用，清热凉血、活血化瘀之力增。

【用法用量】

用量一般可掌握在白花蛇舌草 30g，赤芍 10～30g，丹皮 10～30g，川牛膝 30g。入汤剂，水煎服。

【临床主治】

慢性肾脏病证属脾肾亏虚，瘀热内阻，主症见腰部酸痛或刺痛，口干、口苦，四肢麻木，口唇色暗，舌暗红，脉弦等，吕老常用此小药方。

【吕氏医案】

万某某，男，44 岁。初诊：2013 年 4 月 16 日。主诉：发现尿蛋白 3 年余。现病史：患者于 2009 年 4 月体检时发现尿蛋白，当时查尿常规提示尿蛋白（＋＋），前往当地医院就诊，行肾穿明确诊断为"膜性肾病"，予泼尼松、骁悉、ARB 类药物治疗后，蛋白仍持续（＋），为求中医治疗，前来就诊。

刻下症：畏寒，双下肢无水肿，纳眠可，二便调，舌胖大质偏暗，苔黄腻，脉沉弦。既往史：高血压病史 3 年，目前血压控制尚可，维持在 120/

80mmHg 左右。吸烟史 20 余年，饮酒史 20 余年。2013 年 4 月 16 日：尿常规：蛋白（＋），潜血（＋－），红细胞 2.54/高倍视野。中医诊断：慢肾风（脾肾亏虚 瘀热内阻）。西医诊断：①慢性肾炎；②高血压病 2 级，高危组。治法：补肾健脾，清热凉血，活血化瘀。处方：狗脊 10g，川断 10g，川牛膝 30g，丹参 30g，丹皮 15g，赤芍 15g，川芎 15g，猪苓 30g，茯苓 30g，蛇舌草 30g。14 剂，水煎服，日一次，分两次服。

2013 年 6 月 3 日复诊，药后仍觉畏寒，稍觉乏力，纳眠可，二便调，舌暗，舌尖红，苔黄腻，脉沉略弦。2013 年 6 月 3 日尿常规：潜血（＋－），蛋白（＋）。处方：上方加太子参 30g、水红花子 10g，14 副，水煎，早晚服。

此后，前方加减，服药至今，病情平稳。

8. 栀子、茵陈、郁金——栀陈清肝汤

【药物组成】
栀子、茵陈、郁金

【单药功用】

栀子，出自《神农本草经》，为茜草科植物栀子的干燥成熟果实，味苦性寒，归心、肺、三焦经，功效为祛热除烦，清热利湿，凉血解毒。《神农本草经》记载："主五内邪气，胃中热气。"

本品苦寒清降，清三焦火邪，泻心火除烦，善治热病心烦、躁扰不宁，热病火毒炽盛者，可与黄芩、黄连、黄柏等配伍，如黄连解毒汤。

本品善清利肝胆湿热，可治疗肝胆湿热郁蒸之黄疸，如茵陈蒿汤、栀子柏皮汤等。

茵陈，出自《神农本草经》，为菊科植物滨蒿或茵陈蒿的干燥地上部分，味苦、辛，微寒，归脾、胃、肝、胆经，功效为清利湿热，利湿退黄。《神农本草经》记载："主风湿寒热邪气，热结黄疸。"《名医别录》记载："通身发黄，小便不利，除头痛，去伏瘕。"茵陈苦泄下降，性寒清热，善清利脾胃肝胆湿热，使之从小便而出，常与栀子、大黄等配伍，如茵陈蒿汤。

郁金，出自《药性论》，为姜科植物温郁金、姜黄、广西莪术或蓬莪术的块根，味辛、苦性寒，归肝、胆、心经。功效为活血止痛，行气解郁，清心凉血，利胆退黄。《本草备要》记载"行气，解郁，泄血，破瘀。凉心热，散肝郁，治妇人经脉逆行。"本品味辛能行能散，既能活血，又能行气，故治气血瘀滞之痛证。常与木香配伍，如颠倒木金散。若肝郁气滞之胸胁刺痛者，可配伍白芍、柴胡等；若心血瘀阻者，可配伍瓜蒌、薤白等。

【配伍功用】

茵陈苦寒泻下，性寒清热，善清利脾胃肝胆湿热；栀子苦寒，苦能燥湿，寒能清热，自上达下，清上中下三焦的湿热，使体内湿热之邪通过小便排出。茵陈得栀子之助，导湿热从小便而去，两药合用，既能增强清热作用，又能增强利湿作用；郁金芳香宣达善解郁，体清气窜，于气分以行气郁，性寒清热，入肝经血分而凉血降气。茵陈、栀子突出"清"字，郁金强调"行"字，三者配伍，有清肝热，利湿邪之功。

【用量用法】

用量一般可掌握在栀子10～15g，茵陈30g，郁金10～15g。入汤剂，水煎服。

【临床主治】

临床常用于治疗慢性肾炎证属肝郁化火、湿热内蕴者，主症见口苦口干，面红目赤，两胁胀痛，纳差，大便黏腻不爽，舌苔黄腻，脉弦滑数者。吕老常用此小药方，以达清肝热、利湿邪之功。

【吕氏医案】

李某某，女，48岁。初诊：2014年3月7日。主诉：双下肢水肿2年余。现病史：患者于2012年6月无明显诱因出现双下肢水肿，未予关注及治疗；2012年11月就诊于"民航医院"，查尿常规：蛋白（＋＋），潜血（＋＋＋）；2012年12月就诊于"协和医院"，水肿明显，24小时尿蛋白定量5.38g，予强的松每日60mg及对症治疗，水肿减轻，2013年1月于"协和医院"行肾穿示：IgA肾病Ⅳ级（lee氏分级），之后仍予激素及抗凝、活血等治疗。目前强的松每日10mg，为求进一步诊治特来门诊。

刻下症：下肢略肿，胸闷，偶有腹胀，睡眠时间少，口、目干，余无明显不适，纳可，小便有泡沫，大便调，舌紫苔黄腻，脉弦细。末次月经半月一行，有血块，量少。既往体健。尿常规：尿蛋白（＋＋），尿潜血（＋＋）；24小时尿蛋白定量0.804g/L；血常规：红细胞4.15×10¹²/L，血红蛋白138g/L；生化：白蛋白37.72g/L，胆固醇5.75mmol/L，甘油三酯1.86mmol/L，低密度脂蛋白3.82mmol/L。中医诊断：水肿（气阴不足，血脉不通，湿热内蕴）。西医诊断：①IgA肾病Ⅳ级；②高脂血症。治法：益气养阴，活血化瘀，清热利湿。处方：太子参30g，丹参30g，丹皮20g，赤芍20g，水红花子15g，莪术10g，山栀10g，泽兰30g，茵陈30g，14副，水煎服。

　　复诊：2014年5月8日，胸闷、腹胀、口干缓解，双下肢轻度水肿，劳累后气短乏力，纳眠可，小便有泡沫，夜尿1～2次，大便调。舌暗淡，苔白微腻，脉沉细。尿常规：尿蛋白（＋＋），潜血（＋＋），红细胞5.9/高倍视野；24小时尿蛋白定量1.626g/L；生化：总蛋白57.27g/L，白蛋白37.72g/L，胆固醇5.84mmol/L，血肌酐：77.5μmol/L，BUN：5.43mmol/L，尿酸241.5μmol/L。处方：太子参30g，丹参30g，丹皮20g，赤芍20g，水红花子15g，莪术10g，山栀10g，泽兰30g，茵陈30g，郁金10g，香橼10g，香附10g，乌药10g，14副，水煎服。

三诊：2014 年 5 月 27 日，服药一周后，下肢水肿消失，腰背畏寒，乏力嗜睡，脘痞腹胀，舌质暗，苔白厚，脉沉滑无力。尿常规：尿蛋白（＋），潜血（＋＋），24 小时尿蛋白定量 0.57g/L；处方：上方加厚朴 6g，14 副，水煎服。

此后，前方加减，服药至今，患者病情平稳。

9. 金银花、连翘、黄柏、山栀、白花蛇舌草——加减银翘散

【药物组成】
金银花、连翘、黄柏、山栀、白花蛇舌草
【单药功用】

金银花，味甘，性寒，入肺、胃、心、脾、大肠经。清热解毒，凉散风热。本品有凉血止痢之用，可与白头翁、秦皮等同用。《本草纲目》记载："一切风湿气，及诸肿毒、痈疽疥癣、杨梅诸恶疮。散热解毒。"

本品甘寒，善散肺经热邪，透热达表，常与连翘、荆芥、薄荷等同用，治疗外感风热或温病初起，如银翘散。

本品可清心胃热毒，透营转气，可治疗热入营血，舌绛神昏，心烦者，常与生地、水牛角配伍，如清营汤。

本品为治疗内痈、外痈之要药，可单用本品煎服。

连翘，味苦、性微寒，入心、小肠经。清心解热，消肿散结，利尿。《珍珠囊》记载："连翘之用有三：泻心经客热，一也；去上焦诸热，二也；为疮家圣药，三也。"

本品味苦性寒，入心、肺经，长于清心火，散上焦风热，治疗外感风热或温病初起，头痛发热，咽痛口渴者，可与金银花、薄荷等同用，如银翘散；热入心包者，可连翘心与麦冬、莲子心等同用，如清宫汤。

本品有透热转气之效，可治疗热入营血，舌绛神昏，可与水牛角、生地等同用，如清营汤。

本品为"疮家圣药"，常与金银花、野菊花等解毒消肿之品同用；本品苦寒通降，可清心利尿，治疗湿热壅滞之小便不利，可与车前子、竹叶同用，如如圣散。

现代药理研究：连翘所含齐墩果酸有强心、利尿、降压及降血糖作用。

黄柏，味苦，性寒，归肾、膀胱经。清热燥湿，泻火除蒸，解毒疗疮。

本品苦寒沉降，长于清下焦湿热，湿热下注之带下黄浊臭秽，常与车前子、芡实等配伍，如易黄汤；湿热下注膀胱者，可与萆薢、茯苓等配伍，如萆薢分清丸。

本品善除大肠湿热，常与白头翁、黄连等配伍，如白头翁汤。

本品入肾经而善泻相火、退骨蒸，治疗阴虚火旺者，与生地、丹皮、知母等配伍，如知柏地黄丸。

本品既能清热燥湿，又能泻火解毒，用于疮疡肿毒，如黄连解毒汤。

山栀，味苦，性寒。归心、肺、三焦经。泻火除烦，清热利尿，凉血解毒。《神农本草经》记载："主五内邪气，胃中热气。"

本品苦寒清降，清三焦火邪，泻心火除烦，善治热病心烦、躁扰不宁，热病火毒炽盛者，可与黄芩、黄连、黄柏等配伍，如黄连解毒汤。

本品善清利肝胆湿热，可治疗肝胆湿热郁蒸之黄疸，如茵陈蒿汤、栀子柏皮汤等。

白花蛇舌草，味甘、淡，性寒。入胃、大肠、小肠经。清热解毒，利尿消肿。

本品苦寒，清热解毒之力较强，治疗热毒所致诸证，可与金银花、野菊花等同用，如五味消毒饮；治疗咽喉肿痛者，多与板蓝根、玄参等同用。

本品甘寒，有利湿通淋之功，可与白茅根、石韦等同用，治疗膀胱湿热。

【配伍功用】

金银花质体轻扬，气味芬芳，既能清气分之热，又能解血分之毒；连翘轻清上浮，故善走上焦，能泻心火，破血结，散气聚，消肿毒，利小便。二药合用，并走于上，轻清升浮宣散，清气凉血，清热解毒的力量增强；二药伍用，还能流通气血，宣十二经脉气滞血凝，以消肿散结止痛。黄柏以去下焦湿热为主，山栀则清心火，泄三焦之热，联合白花蛇舌草，清热解毒之功倍增。

【用法用量】

用量一般可掌握在银花 15～30g、连翘 10～15g、黄柏 10～12g、山栀 10～15g、白花蛇舌草 15～30g。

入汤剂，水煎服，亦可入散剂外敷。

【临床主治】

临床主要常用于治疗湿热内蕴诸证。临床可用于因外感、热毒伤络而出现血尿的急、慢性肾炎，如肾盂肾炎、IgA 肾病，亦可用于甲亢、亚急性甲状腺炎等，症见咽喉肿痛，口舌生疮，时有发热，头痛，目赤肿痛，口渴，舌红、苔黄腻，脉滑者。如兑入四妙丸，配合苍术、牛膝、薏苡仁等，用于疮疖痈肿、湿疹。糖尿病足伴溃疡，溃疡面红肿、流脓者，既可内服，亦可外敷治疗。若与茵陈蒿汤合用，即配以茵陈、青蒿等清热利湿，临床可用于急、慢性肝病，表现为巩膜、皮肤黄染，腹胀满，两胁痛，苔腻，脉弦者。如与红藤、败酱草等同用，亦可治肠痈。

【吕氏医案】

杨××，女，34 岁，北京市某公司职员。初诊：2014 年 2 月 19 日。主诉：发热伴颈部疼痛 4 天。病史：患者于 2014 年 2 月 15 日出现颈部疼痛，伴发热、头痛，体温在 37.2～39.0℃间，伴心悸气短，烦躁，怕热，食欲不振，小便黄赤，大便干。查体：血压 120/80mmHg，心率 96 次/分，心律齐，各瓣膜听诊区未闻及病理性杂音，咽部充血，甲状腺Ⅱ度肿大、质韧、压痛，舌质暗红，苔薄黄，根部苔腻，脉数。实验室检查：甲状腺超声：双侧甲状腺片状低回声，左侧多发淋巴结肿大；甲状腺功能：FT3 5.02pg/ml，FT4 2.01ng /dl，TSH 0.02 mIU/L。中医诊断：瘿痛（湿热郁结）。西医诊断：亚急性甲状腺炎。治法：清热化湿解毒。处方：金银花 10g，连翘 10g，蒲公英 15g，黄柏 10g，栀子 10g，白花蛇舌草 20g，柴胡 10g，郁金 10g，夏枯草 10g，赤芍 10g，白芍 10g，陈皮 10g，菊花 10g，丹皮 10g。每日 1 剂。

二诊：2014 年 2 月 26 日。服药 7 剂，症状略减，仍发热，体温最高 38.5℃，颈部疼痛较重，大便通畅，舌质暗红，苔薄黄，根部苔腻，脉数。在原方基础上再加入散结的药物。处方：金银花 10g，连翘 10g，蒲公英 15g，黄柏 8g，栀子 10g，白花蛇舌草 20g，柴胡 10g，郁金 10g，夏枯草 10g，菊花 10g，丹皮 12g，白僵蚕 10g，穿山龙 10g。每日 1 剂。

三诊：2014 年 3 月 12 日。期间未服用激素，坚持服用中药，发热缓解，无头痛，无心慌，烦躁明显好转，颈部疼痛缓解，二便调，纳眠佳。查体：甲状腺较前缩小，压痛不明显。

继续中药治疗 4 周复查甲状腺功能，FT3、FT4 在正常范围。

按：本病的发生与体质因素、外感时毒、情志因素密切相关。患者平素工作压力大，此时外感邪毒，内郁少阳，枢机不利，三焦气化失职，湿浊停聚，邪热煎熬津液，随少阳经气上行，郁结于颈部，而发瘿痈。吕仁和教授在此选用了金银花、连翘、白花蛇舌草以祛邪解毒，黄柏清热燥湿，栀子清利三焦之气，柴胡、郁金、夏枯草等解少阳郁热，并能散结。标本兼治，共奏佳效。

从扶正补虚论治

1. 黄芪、生地——益气养阴芪地汤

【药物组成】

黄芪、生地

【单药功用】

黄芪，味甘性微温。入脾、肺经。皮黄肉白，质轻升浮，入表实卫，色黄入脾，色白入肺，为升阳补气之圣药。

生品入药，具有升发之性，补气同时兼能升阳举陷，配合知母、升麻、柴胡、桔梗，则为升陷汤，可用于治疗宗气虚陷，气短不足以息，胸闷心悸，脉象短无力，或三五不调；配合党参、白术、升麻、柴胡、枳实、枳壳等，则为补中益气汤，可用于治疗中气不足、中气下陷、脱肛、子宫脱垂以及其他内脏下垂诸症；黄芪、党参、升麻、柴胡，配合黄芩、黄连、知母、黄柏，取升阳益胃汤之意，兼取

阴火，可用于元气不足，阴火内生诸症，临床表现为气短乏力、烦热、口腔溃疡、尿赤、大便不爽、阴痒、脉弱又能温分肉、实腠理、补肺气、泻阴火，如配伍白术、防风，则为玉屏风散，可用于治疗体弱表虚，自汗盗汗，或者反复感冒以及消渴诸症。

炙品入药，可补中气、益元气、温三焦、壮脾阳、利水消肿、生血生肌、排脓内托，用于治疗气虚衰弱、体倦乏力、语音低微、短气食少、便溏腹泻等症；又治气虚脾弱、水不化气，以致颜面、肢体水肿、小便不利等症；更治气血不足、阳气衰微，以致疮疡日久、内陷不起，或疮疡溃烂、脓稀、久久不愈，以及小儿体虚、痘疹内陷诸症。

现代药理研究：黄芪及黄芪多糖能多方面增强机体免疫功能，并具有双向调节血糖作用。

生地，味甘、苦，性微寒。入心、肝、肾经。味厚气薄，功专滋阴清热、养血润燥、凉血止血、生津止渴，可用于治疗温病发热、舌绛口渴者，热性病后期，低热不退，阴虚发热以及消渴病、吐血、衄血、尿血、便血、崩漏下血、月经不调、胎动不安、阴伤便秘等。《中华药海》记载："阴虚消渴，多由劳欲过度，素体阴虚，复因房室不节，劳欲过度，损耗阴精，导致虚火上炎，上蒸肺胃，而发为消渴，当用鲜地黄养阴生津止渴。"

现代药理研究：地黄煎剂、浸剂、醇浸膏给家兔灌胃或注射有降低血糖作用；以地黄为主药的八味地黄丸对四氧嘧啶高血糖大鼠有降低血糖作用。

【配伍功用】

黄芪、生地配伍应用首见于唐代孙思邈黄芪汤。《千金方》记载："黄芪汤治消渴，黄芪三两，茯神三两，瓜蒌三两，炙甘草三两，麦冬三两，生地五两。"黄芪配伍生地治疗消渴病，是益气养阴治法。其中，黄芪甘温，补气升阳，利水消肿，而偏于健脾补气；生地黄甘苦而寒，善凉血清热滋阴。两药伍用，一阴一阳，阴阳相合，相互促进，具有健脾补肾、益气养阴之功，最适合于糖尿病内热伤阴耗气容易表现为气阴两虚的病机。所以，《普济方》之苦参丸与薯蓣丸、《医门法律》之竹叶黄芪汤和《医学衷中参西录》之滋脺饮等名方，皆包含了黄芪、生地配伍。此配伍为祝谌予、吕仁和诸名家治疗糖尿病及其并发症临床常用。有人说黄芪、生地药对是祝谌予教授在施今墨黄芪、山药药对基础上改进而成。所以以生地易山药，可能是考虑到山药富含淀粉之故。祝谌予教授常将黄芪、生地两药同用，作为其降糖药方的基本构成，可以说是当今治疗糖尿病及其并发症最著名的配伍。

【用量用法】

用量一般可掌握在黄芪 10～30g，生地黄 10～30g。入汤剂，水煎服。

【临床主治】

临床常用于治疗糖尿病及其多种糖尿病并发症。治疗糖尿病肾病名方止消通脉宁的药物组成就包括了黄芪、生地配伍，此外基于糖尿病微血管并发症"微型癥瘕形成"机理，更配用了鬼箭羽、三七粉等化瘀散结之品。对于糖尿病及其并发症患者，无论是气阴两虚证，还是阴阳俱虚证，无论是兼有内热，还是兼有血瘀，皆可随证加用黄芪、生地配伍治疗。但表实邪盛、湿盛中满、气滞湿阻、食积内停、内有实热、阴虚阳亢、疮痈初起或溃后热毒尚盛等均不宜用。吕老学生们在临床上除常用黄芪、生地配伍治疗普通糖尿病气阴两虚证外，还常将该二药入于补阳还五汤、顾步汤配合四妙勇安汤中治疗糖尿病足坏疽等，也常可取得较好疗效。而对于慢性肾炎血尿、蛋白尿的治疗，则常把黄芪、生地配合当归、川芎、银花、连翘、石韦、白茅根等，或入清心莲子饮方，在益气养阴的基础上，活血化瘀、凉血止血、清热解毒、利水渗湿。

【吕氏医案】

白某，男，52岁，工人。患者患糖尿病12年，一直在北京某大医院口服降糖药（降糖灵每日75mg，优降糖7.5mg）。空腹血糖波动在11.2～12.9mmol/L，尿糖持续（＋＋＋＋）。

刻下症：口干烦躁，视物不清，头晕，胸闷痛，时有心前区刺痛，乏力，气短倦怠，便溏，肢体麻痛，面唇色暗，舌胖有齿痕，舌质紫，苔白，脉沉细无力。化验检查：空腹血糖为13.6mmol/L，尿糖（＋＋＋），胆固醇6.76mmol/L，甘油三酯29.9mmol/L，脂蛋白8.4g/L，血压22.7/13.3kPa。心电图：左室肥厚，心肌缺血。双眼底为糖尿病视网膜病变（Ⅱ期）。中医诊断：①消渴病（气阴两虚夹瘀）；②消渴病心病；③消渴病眼病。西医诊断：

①糖尿病（2型）；②糖尿病性心脏病；③糖尿病性视网膜病变；④周围神经病变；⑤高血压病。原服降糖药不变，加服益气养阴、化瘀汤剂。处方：太子参15g，生黄芪30g，元参15g，生地15g，五味子10g（打），麦冬10g，丹参30g，赤芍15g，川芎10g，佛手12g，泽泻10g，葛根15g，天花粉10g。每日1副，水煎400ml，分2次服。

二诊：治疗4周后，查：空腹血糖6.2mmol/L，尿糖（－）。症见：口干乏力，烦躁，便溏消失，胸闷痛，肢体麻痛，视物模糊明显好转。心电图、眼底检查同治疗前。胆固醇4.7mmol/L，甘油三酯4.1mmol/L，脂蛋白8.2g/L，临床好转出院。

按：此糖尿病性心脏病，因其存在气阴两虚、气血痹阻病机，所以治疗选用了黄芪、生地益气养阴，并配合活血开痹之药。

2. 葛根、天花粉——养阴生津葛花汤

【药物组成】
葛根、天花粉

【单药功用】

葛根，味甘、辛，性平，入胃、脾经。性升发，既能发表散邪、解肌退热，以治感冒、发热、恶寒、头痛、无汗、项背强痛之症；又能疏通经脉，改善脑血循环及外周血液循环，而治高血压病之头痛、头晕、项强、耳鸣、肢体麻木，以及胸闷不舒、心前区发作性疼痛等，如冠心病心绞痛诸症；还能疏表透疹，以升发清阳之气，引内陷之邪外出，故可透疹，以治疗麻疹透发不畅等症；还可升发清阳，鼓舞脾胃阳气上升，而升清止泻、生津止渴，用于治疗脾虚泄泻、湿热痢疾、热性病之口渴，以及消渴病口干、口渴等。

现代中药研究：葛根内含黄酮甙（为葛根素、葛根黄甙、大豆黄酮甙、大豆黄酮等）及多量淀粉等成分。动物实验证明，葛根能扩张脑、心血管，改善脑循环、冠状循环，降低血糖，并有较强的解热作用以及缓解肌肉痉挛等作用。

天花粉，味微苦甘，性寒，归肺、胃经，可清热生津、消肿排脓，主要应用于热病津液受伤或阴虚内热烦热口渴、热毒壅郁疮疡等。成分含淀粉、皂甙及多种氨基酸。

现代药理研究：体外实验可抑制艾滋病病毒，可使饥饿兔血糖升高。

【配伍功用】

葛根可生津补液，舒通经络；天花粉可养阴增液，清热生津。两药合用，养阴清热、生津止渴，主要用于热病发热、烦渴、喜饮者。糖尿病患者阴虚内热，热结较甚，热伤津液，口渴多饮，便干尿赤，舌红苔少津液者，用葛根、天花粉配合治疗，更可谓切合病机。

【用量用法】

用量一般可掌握在葛根 15～30g，天花粉 15～30g。入汤剂，水煎服。

【临床主治】

临床常用于治疗糖尿病及其并发症，尤其是内热伤阴病机比较突出者。如果兼大便干结者，是胃肠热结，可加生地、麦冬、大黄等，增液行舟；心烦失眠，小便黄赤，舌尖红者，是心火内炽，可加用生地、竹叶、山栀、莲子心等。需注意的是，脾虚湿盛，腹泻便溏，里寒证者，应慎用。

【吕氏医案】

李某某，男，61 岁，家住天津市塘沽区。初诊：1997 年 9 月 16 日。主诉：口渴多饮伴腰酸疲乏无力 3 年。病史：患者既往体健，食欲好，工作能力强，身居要职，3 年前体检发现糖尿病，长期服用"消渴丸"（每粒含优降糖 0.25mg），血糖仍不能得到良好控制。

刻下症：口渴喜饮，食欲旺盛，腰膝酸软无力，周身疲乏，大便偏干。查体：面色潮红，舌质暗红，苔薄黄略腻，脉象细滑。实验室检查：化验空腹血糖 199mg/dl，餐后血糖 232 mg/dl，糖化血红蛋白 8.3%。中医诊断：消渴病（阳明胃热，伤阴耗气）。西医诊断：2 型糖尿病。治法：清泄胃热，滋阴补肾。处方：天花粉 25 g，葛根 25 g，知母 15 g，黄连 10 g，生地 25 g，玄参 25 g，山药 15 g，丹参 15 g，鬼箭羽 15 g，荔枝核 15 g，仙鹤草 30 g。30 副，水煎服。医嘱：控制饮食，保持心情舒畅，适当运动。

二诊：口渴减轻，自述体力好转，大便每日 1 次，不更方。

三诊：口渴、腰酸症状消失，舌质不红，黄腻苔退，脉象细。化验空腹血糖 119mg/dl，餐后血糖 182mg/dl，糖化血红蛋白 7.3％。守原方治疗，30 副。

四诊：1997 年 12 月 16 日。病情平稳，化验空腹血糖 109mg/dl，餐后血糖 162 mg/dl，糖化血红蛋白 6.3％。继续守原方治疗。

服药至 1998 年 1 月 16 日。精神状态良好，体力如常，化验空腹血糖 106mg/dl，餐后血糖 152mg/dl，糖化血红蛋白 6.1％。仍取原方之意，改服中药成药治疗。嘱其坚持饮食控制，适当运动，保持心理平衡。3 年后随访，病情仍持续稳定，空腹血糖、餐后血糖、糖化血红蛋白化验均在正常范围。

按：2 型糖尿病发病常与体质因素和饮食失节、情志失调、劳倦过度等因素有关，胰岛素抵抗是其重要的发病基础。吕老的学术继承人赵进喜教授临床观察发现：2 型糖尿病以阳明体质（胃热）者最多，少阴体质（肾虚）、厥阴体质（肝旺）、少阳体质（肝郁）者也不少，另外还有太阴体质（脾虚）者。该患者就是阳明体质，长期高热量饮食，烦劳过度，导致糖尿病，即中医"消渴病"，所谓"二阳结为之消"。胃肠结热伤阴，日久可伤及肾阴，热为邪热，为壮火，更可耗气，故气阴两虚证多见。所以，治疗应重视清泄胃热，如仅强调阴虚为本，一味地滋阴补肾却解决不了根本问题。另外，活血化瘀治法近年受到重视，对防治糖尿病并发症确实具有重要意义。因此，选用天花粉、葛根、知母、黄连，清胃泄热、生津止渴；选用生地、玄参、山药，滋阴固肾；而用丹参、鬼箭羽、荔枝核，理气血、化瘀结，旨在积极预防并发症，正所谓寓防于治、防治结合之意。

3. 女贞子、旱莲草——二至丸

【药物组成】

女贞子、旱莲草

【单药功用】

女贞子，又名贞实、冬青子，凌冬青翠而不凋，有贞守之操，故得女贞之名。味甘、苦，性平，入肝、肾经。能滋养肝肾、强筋骨、清虚热、明目乌发，治疗肝肾不足，头晕、耳鸣、腰膝酸软、头发早白；治疗阴虚内热的肺痨潮热；以及阴虚阳亢所致的头昏、目眩、耳鸣等症。另外，还可治疗中心性视网膜炎、早期老年性白内障证属肝肾阴虚者。

现代药理研究：女贞子提取物有稳定的降血糖作用，醇提物及其有效成分齐墩果酸还有升高白细胞作用。

旱莲草，以其草结实如小莲房，生于旱地而得名。取鲜品搓揉其茎叶，有黑汁流出，故又叫墨旱莲。味甘、酸，性寒。入肝、肾经。能滋补肝肾、养血乌发、凉血止血，治疗肝肾阴亏引起的头昏目眩、牙齿松动、须发早白等症；用于治疗肝肾阴虚、肝火亢盛所致的吐血、咯血、尿血、便血、子宫出血、眼底出血等多种出血性病症。

现代药理研究：旱莲草水提物有止血作用。可增加冠脉流量，改善心动图 T 波，有抗缺氧和镇痛、镇静作用。

【配伍功用】

女贞子、旱莲草配伍，出自《证治准绳》"二至丸"。药用女贞子、旱莲草各等份，炼蜜为丸，每服 10 克，日服 2 次。主要治疗肝肾阴虚，症见口苦咽干、头晕目眩、失眠多梦、遗精体倦者。也可用治鼻衄、齿衄、吐血等。以女贞子补肾滋阴、养肝明目、强筋骨、乌须发；旱莲草养肝益肾、凉血止血、乌须发。女贞子冬至之日采，旱莲草夏至之日收。两药合用，有交通节气、顺应阴阳之妙。相须为用，则补肝肾、强筋骨、凉血止血、清虚热、乌须发之力增强。

【用量用法】

用量一般掌握在女贞子 6～12g，旱莲草 6～15g。入汤剂，水煎服。

【临床主治】

临床主要用于治疗肝肾不足虚热诸症；肝肾阴亏、血不上荣所致的头昏、目眩、失眠、健忘、腿软无力、头发早白等症；以及阴虚火旺、迫血妄行所致的鼻衄、齿衄、咯血、吐血、尿血、便血、崩漏下血等症。临床观察用于治疗神经衰弱和多种慢性虚弱疾病，辨证属肝肾阴虚者，其效显著。吕仁和教授临证常用女贞子、旱莲草小方治疗糖尿病及其并发症存在肝肾阴虚证者，屡取佳效。另外，吕仁和教授还常用该药对治疗糖尿病合并泌尿系感染尿血，以及慢性肾炎血尿、隐匿性肾炎血尿等，也可配合生地榆、白茅根、小蓟、白花蛇舌草等利尿通淋和凉血止血的药物。吕教授弟子临床上更常用该药对治疗糖尿病视网膜病变、糖尿病性白内障视物模糊，可配合夏枯草、谷精草、草决明、枸杞子、菊花等，清肝火、养肝阴以明目。至于用治疗糖尿病合并肺结核，该药对有滋阴血、清劳热、治咳血三方面作用。若配合地骨皮、桑白皮、百部、黄芩、夏枯草、仙鹤草等，则疗效更佳。

【吕氏医案】

杜某某，女，37 岁，内蒙古赤峰市某医院医生。初诊：2002 年 4 月 12 日。主因发现肺结核咳血 1 年余而来。患者有糖尿病，长期应用胰岛素降糖和多种抗结核药抗痨，疗效不好，借来京学习之机求诊。

刻下症：胸闷，咳嗽，时有咳血，痰中带血丝，咽干，疲乏无力，腰膝酸软，小便尚调，大便偏干，体形消瘦，面色黧黑，舌质暗红而瘦，苔薄黄，脉象弦细而略数。X 线摄片示空洞性肺结核。中医辨证：少阴肺肾阴虚，热灼肺络，络破血溢。治则：滋阴润肺，凉血活血止血。处方：生地 25g，玄参 15g，百合

25g，沙参 15g，麦冬 12 g，知母 15g，川贝 9g，黄芩 9g，生白芍 25g，藕节 15g，侧柏叶 12g，芦根 12g，白茅根 30g，地骨皮 25g，桑白皮 25g，丹参 12g，三七粉 6g（冲服），夏枯草 15g，百部 12g，仙鹤草 30g。30 副。嘱其频饮鲜藕汁至血止。其间随方加用女贞子 12g、旱莲草 15g 等。

二诊：2002 年 4 月 12 日。患者电话述服药后胸闷、咳嗽已减，咳血已止，体力和精神均有明显好转。原方去藕节、川贝，30 副。滋阴润肺，缓缓收功。

三诊：2002 年 5 月 15 日。服药 30 副，胸闷、咳嗽、咳血症状消失，精神状态良好，已经能正常门诊上班。复查 X 线摄片示空洞已明显好转，病灶缩小。仍用原剂量胰岛素，血糖控制较以前为好。嘱其原方继续服用。

1 年后来京复诊见患者面色有光泽，舌淡红，脉细和缓。

按：此糖尿病合并肺结核患者，是少阴肺肾阴虚之体，热灼肺络，络破血溢。故治当滋阴润肺、凉血活血止血，以标本同治。选方是河北馆陶民间中医武书海祖传肺痨咳血验方加味，可以滋阴补肾、润肺止嗽、凉血止血，其方最妙在应用黄芩、生白芍，前者清肺，兼以凉血，后者柔肝，其性收敛，乃肝肺同治之旨。更加用地骨皮、桑白皮者，旨在清肺热、降肺气，即泻白散之意。加用丹参、三七则旨在活血止血，并可防其留瘀之弊。加用女贞子、旱莲草者，益阴兼可凉血止血，加用夏枯草、百部清肝利肺兼可抗痨，为治疗肺痨咳嗽咳血之特效药。

4. 狗脊、木瓜——补肾脊瓜散

【药物组成】

狗脊、木瓜

【单药功用】

狗脊，又名金狗脊、金毛狗脊，味苦，甘，性温，入肝、肾经。能补肝肾、强筋骨，祛风湿、利关节，用于治疗肝肾不足，风湿日久，腰脊酸痛，足膝无力，病后足肿，也可用于腰脊僵硬、疼痛、屈伸不利等症以及尿频、遗精、带下。

现代药理研究：狗脊的毛对外伤性出血具有明显的止血效果。

木瓜，味酸、性温，入肝、脾经。有舒筋平肝，和脾敛肺，祛除湿热的功效。临床主要用于霍乱转筋，吐泻腹痛，腰膝酸重，风湿疼痛，脚气水肿。

现代药理研究：木瓜对实验性关节炎动物有明显的消肿作用。

【配伍功用】

狗脊补肝肾、强腰膝、祛风湿、坚筋骨；木瓜养脾胃、舒筋活络、祛湿热。两药伍用，为相须配伍，可提高补肝肾、强腰膝、舒筋活络、通痹止痛之功。所以常用于治疗肝肾不足，以致头晕耳鸣、腰膝酸痛、足软无力等症；风湿为患，腰脊酸痛、膝足无力等症。

【用法用量】

用量一般掌握在狗脊 6～15g ，木瓜 6～15g 。入汤剂，水煎服。

【临床主治】

临床常用于治疗糖尿病周围神经病变、糖尿病合并骨质疏松症、老年退行性病变骨关节炎以及多种肾脏病所致的腰腿疼痛、伸屈不利、筋骨酸痛等。吕仁和教授临床上常用狗脊、木瓜配伍，主要着眼于其滋补肝肾、强筋壮骨的功用。吕仁和教授认为冲、任、督、带四脉皆循行于腰间，狗脊、木瓜配合杜仲、续断等可以固冲任，通督脉，摄带脉，所以治疗肝肾亏虚，冲、任、督、带经脉失养所致的各种腰腿痛均为适用。如治疗糖尿病周围神经病变，如肢体麻木疼痛、腰腿酸软无力甚至肌肉萎缩，因为糖尿病久病，络脉多病变，选用本药物组合，可配伍全蝎、土鳖虫、蜈蚣等活血通络之品。治疗糖尿病合并骨质疏松，如腰腿酸痛、筋骨无力，因为肝肾亏虚、筋骨失养病机突出，选用本药物组合，可配伍桑寄生、川怀牛膝、龙骨、牡蛎、赤白芍等，以加强滋补肝肾、强筋壮骨之力。至于女性糖尿病患者习惯性流产等，需要保胎治疗者，杜仲、续断更为多用，常可配合白术、黄芩、桑寄生等健脾气、清胎热、补肾安胎。而糖尿病合并高血压病，阴虚肝旺，头晕目眩、腰酸膝软、颜面潮红、性急易怒、脉弦者，应用杜仲、续断配伍，一般需配合天麻、钩藤、川怀牛膝、夏枯草、草决明、珍珠母等，以加强平肝凉肝、息风潜阳之力。若糖尿病周围神经病变，或糖尿病合并骨质疏松，如腰腿酸软、筋骨酸痛、肢体麻木冷凉疼痛、下肢乏力甚至步履艰难，或兼见阳痿、性欲减退等，可加用刺猬皮、全蝎、蜈蚣等。

【吕氏医案】

梁某某，男，71岁，住北京市甘家口。初诊：1996年11月13日。主因口渴10年余，伴双下肢体麻木、疼痛、冷凉1年来诊。患者发现糖尿病10年余，有心梗、心肌室壁瘤心脏手术史。长期服用磺脲和双胍类降糖药，近期已注射胰岛素，血糖控制一般。近期出现双下肢麻木、疼痛，不能步履，生活不能自理。西医诊断为糖尿病周围神经病变。嘱服胰激酞原酶片，治疗无效。求中医诊治。

刻下症：咽干不欲多饮，头晕目花，有时心悸胸闷，疲乏无力，肢体麻木、疼痛、冷凉，夜间痛甚，伴四肢末冷凉，大便偏干。患者持杖艰于步行，痛苦异常。诊查：形体消瘦，肌肤甲错，爪甲枯萎，舌质暗红，苔薄腻，脉象沉细略弦。中医辨证：气阴两虚，气虚血瘀，络脉痹阻。治则：益气养阴，活血通络，化瘀开痹。处方：生黄芪30 g，沙参15 g，玄参25 g，赤白芍各25 g，当归30 g，丹参15 g，葛根 25 g，仙灵脾 15 g，桂枝 6 g，黄连 6 g，银花 15 g，桃仁 12 g，红花 9 g，鬼箭羽 15 g，地龙 3 g，水蛭 3 g，土鳖虫 3 g，僵蚕 3 g，三七粉 3 g（冲服），30 剂。期间加用狗脊、木瓜、杜仲、续断药物组合出入。服药后大便通畅、肢体麻痛症状明显好转，精神状态良好，可持杖步行。

至 1997 年 1 月 12 日。诸症均减，体力与精神状态良好，已无需拐杖，自行散步。

继续守方治疗至 1997 年 2 月 10 日。病情平稳，复查血糖化验正常。基本无症状，精神体力均佳，视力改善。坚持服用汤药半年余，病情持续稳定。多次化验血糖，控制良好，两年后随访，肢体麻木疼痛未进展。

按：此糖尿病周围神经并发症，病情复杂，治疗困难。该病为消渴日久，失治误治，内热伤阴耗气，或阴损及阳，久病入络所致，病在肢体之络脉。本例治以清代名医王清任的补阳还五汤加味，配合狗脊、木瓜者，即吕仁和教授脊瓜汤之配伍。更加虫药取其善搜风通络，是强调糖尿病并发症络脉血瘀之病机。

5. 桑叶、黑芝麻——桑叶芝麻散

【药物组成】

桑叶、黑芝麻

【单药功用】

桑叶，为桑科植物桑的干燥叶。味苦甘，性寒。入肺、肝经。有疏散风热、清肺润燥、清肝明目之功。"桑乃箕星之精，其木利关节，养津液，其叶甘寒，入手足阳明，经凉血燥湿而除风，益肾补肝，润腑脏，填精髓。夫风湿去，则筋骨强；精髓充，则容颜泽。不亦宜乎。"主要用于风热感冒，肺热燥咳，头晕头痛，目赤昏花。配黑芝麻，可补益肝肾、凉血明目，主治肝肾阴虚，两目昏花，须发早白。

现代药理研究：桑叶有降血糖的作用。

黑芝麻，为胡麻科植物脂麻的成熟种子。味甘，性平。入肝、肾经。可以补肝肾、益精血、润肠燥。主要用于头晕眼花，耳鸣耳聋，须发早白，病后脱发，肠燥便秘。此外，也可用于治疗糖尿病、高血压病、动脉硬化，辨证属肝肾阴虚者。

现代药理研究：黑芝麻种子提取物予大鼠口服，

可降低血糖，增加肝脏及肌肉中糖原含量，而大剂量应用则可降低糖原含量。

【配伍功用】

桑叶、黑芝麻配伍源于《寿世保元》中"扶桑至宝丹"，该书记载：该药可使人步健眼明、须白返黑，能消痰生津、补髓填精。又见于《医方集解》，该书记载：除风湿，润五脏。桑叶轻清升散，疏风清热，平肝明目；黑芝麻质润多脂，色黑降下，入肝肾，可滋肾养肝，润燥乌发，滑肠通便。桑叶以升为主，黑芝麻以降为要，二药相合，为升降相伍，一升一降，清上滋下，补益肝肾，滋阴润燥，养血凉血，乌须黑发之力增强。

【用量用法】

用量一般可掌握在桑叶 6～12g，黑芝麻 9～30g。入汤剂，水煎服。

【临床主治】

临床主要用于治疗肝经虚热，或阴虚血燥，头昏眼花，久咳不愈，津枯便秘，风湿麻痹，肌肤甲错。也常用于发须早白、脱发等症。清·张璐曾指出："桑叶同芝麻蜜丸久服，须发不白，不老延年。"

施今墨常以黑芝麻为君，佐以桑叶，用于治疗头发、胡须早白，脱发诸症，屡收显效。吕仁和教授临床上常用于治疗糖尿病合并高血压病、糖尿病性白内障、糖尿病视网膜病变证属肝肾阴虚者，一般配合枸杞子、菊花、草决明、茺蔚子等滋补肝肾、明目。也可用于糖尿病性阴虚便秘，可配合生地、玄参、首乌、生当归等，滋阴润肠，增液行舟。还可用于糖尿病脑病，如头晕、痴呆、健忘者，常配合天麻、磁石、炙远志、茯神、石菖蒲、龟板等，填精补肾、健脑益智。

【吕氏医案】

张某，女，69 岁，工人。初诊：1998 年 3 月 1 日。患糖尿病 16 年，伴有高血压、高血脂、白内障。口服降糖药治疗，血糖一直控制不满意，遂来求诊，刻下症：眩晕心悸，低热盗汗，口干烦渴，多食易饥，小便频数，面颊潮红，手足麻木，视物模糊，舌红少津，脉细数。查血压：170/110 mmHg，甘油三酯 1.76mmol/L，空腹血糖 13.4mmol/L，尿糖（＋＋＋）。中医辨证：肝肾精血不足，阴虚内热。治则：滋补肝肾，清热生津。处方：桑叶 12g，黑芝麻 15g，山茱萸 12g，冬瓜子、冬瓜皮各 10g，扁豆 10g，荔枝核 10g，丝瓜子 10g，黄柏 10g，牡丹皮 10g，鸡血藤 30g。60 副，水煎服，每日 1 剂。三多症状基本消失，仍有头晕、低热、盗汗、视物模糊、手足麻木，舌红，脉细数。宗上方减荔枝核，加龟甲、鳖甲各 10g，黄芪、生地黄、熟地黄各 15g，枸杞子 9g，再服 40 副。诸症基本消失，空腹血糖 6.7mmol/L，尿糖转阴，随访半年，病情平稳。

按：此老年糖尿病患者，病程长，证候复杂，中医辨证为肝肾精血不足，阴虚内热。在长期服用口服降糖药血糖不能满意控制的情况下，加服中药滋补肝肾、清热生津之剂，临床症状明显改善，血糖明显下降，尿糖转阴，说明本方对改善症状及降低血糖均有较好作用。此方是在桑麻丸（桑叶、黑芝麻）的基础上加减而来。方中山茱萸、黑芝麻滋补肝肾，黄柏、牡丹皮、桑叶，兼以清热。临床观察表明，荔枝核、鸡血藤均有较好的降糖作用，诸药合用，辨病与辨证相结合，故获较好疗效。

6. 黄芪、白术——芪术汤

【药物组成】

黄芪、白术

【单药功用】

黄芪，味甘，性微温。入脾、肺经。皮黄肉白，质轻升浮，色黄入脾，为升阳补气之圣药。

生品入药，具有升发之性，补气同时兼能升阳举陷，配合党参、白术、升麻、柴胡、枳实、枳壳等，则为补中益气汤，可用于治疗中气不足、中气下陷、脱肛、子宫脱垂以及其他内脏下垂诸症；黄芪、党参、升麻、柴胡，配合黄芩、黄连、知母、黄柏，则取升阳益胃汤之意，兼取阴火，可用于元气不足，阴火内生，临床表现为气短乏力、烦热、口腔溃疡、尿赤、大便不爽、阴痒、脉弱；又能温分肉、实腠理、补肺气、泻阴火，如配伍白术、防风，则为玉屏风散，用于治疗体弱表虚，自汗盗汗，或者反复感冒以及消渴诸症。

炙品入药，可补中气、益元气、温三焦、壮脾阳、利水消肿、生血生肌、排脓内托，用于治疗气虚衰弱、体倦乏力、语音低微、短气食少、便溏腹泻等症；又治气虚脾弱、水不化气，以致颜面、肢体水肿、小便不利等症；更治气血不足、阳气衰微，以致疮疡日久、内陷不起，或疮疡溃烂、脓稀、久久不愈，以及小儿体虚、痘疹内陷诸症。

现代药理研究：黄芪及黄芪多糖能多方面增强机体免疫功能，并具有双向调节血糖作用。

白术，味苦甘，性温。入脾、胃经。甘温益脾胃阳气，苦温燥寒湿，脾喜燥而恶湿，白术正为脾之所喜，被誉为"补气健脾第一要药"，苦温燥湿利水，为治疗脾虚水肿之佳品，通过补气健脾，达固表止汗之功；脾气旺盛，生化气血，胎元得养自安，故有安胎功能。脾胃气虚，运化失常，面色萎黄，倦怠乏力，纳差便溏者，可单用白术熬膏服用，如白术膏，也可与茯苓、炙甘草、人参，即四君子汤。兼食积气滞者，可与枳实配伍，如枳术丸；兼虚寒者，配伍干姜、人参，如理中汤；脾虚挟湿之泄泻者，可配伍山药、砂仁、人参等，如参苓白术散；脾虚带下者，可配伍苍术、党参、山药等，如完带汤。

本品补气健脾，燥湿利水，可用于治疗痰饮、水肿。对于小便不利、水肿者，可与桂枝、茯苓、猪苓等配伍，如五苓散；若脾肾阳虚者，配伍附子、芍药、生姜等，如真武汤；对于脾虚水湿内停，发为痰饮者，可配伍茯苓、甘草、桂枝，如苓桂术甘汤。

本品可用于气虚自汗者，其作用与黄芪相似而力稍弱，可与黄芪、防风等配伍，以固表止汗，如玉屏风散。

白术燥湿利水宜生用，补气健脾宜炒用，健脾止泻宜炒焦用。此外，本品燥湿伤阴，阴虚内热、津液耗伤者慎用。

现代药理研究：白术具有利尿、降血糖、抗衰老、免疫调节作用，其对肠道活动有双向调节作用。

【配伍功用】

黄芪甘温益气升陷，白术甘温健脾祛湿，均为常用的补气药，二者同用，为相须配对。黄芪可补肺，白术善补脾，二者合用，既可健脾补中，又能补肺益气。因此，无论脾气虚、肺气弱或脾肺俱虚之证，均可应用。所以玉屏风散用以益气固表，主要用于治疗气虚卫弱自汗之证；补中益气汤用以健脾补中，主要用于治疗脾虚气陷诸证。此外，黄芪、白术皆有托毒排脓之功，所以适合于虚寒性的痈肿不溃，或疮疡溃久不愈之证。《金匮要略》中的防己黄芪汤，可治疗风水自汗和风湿痹证；《丹溪心法》中的玉屏风散主治体虚自汗易感。另外，此药对亦可见于《济阴纲目》黄芪汤、《脾胃论》中的补中益气汤等名方。

【用量用法】

用量一般可掌握在黄芪 9～30g，白术 9～15g。入汤剂，水煎服。

【临床主治】

临床主要常用于糖尿病患者久病体弱，抵抗力下降，有气虚病机者，可取玉屏风散意选用黄芪、白术；糖尿病及其植物神经病变如糖尿病性胃轻瘫、糖尿病腹泻（中医辨证属脾虚者），也可用黄芪、白术，此时一般应用炙黄芪、炒白术。糖尿病足顽固性皮肤溃疡，或疮疡痈肿不溃，或溃久不愈者，可用黄芪、白术加当归、炮山甲等，补托透疮。慢性肾炎血尿、蛋白尿，平素自汗易感、疲乏少力者，吕仁和教授也常用该药对加用当归、川芎、丹参、白花蛇舌草等治疗，益气与活血解毒药同用。

【吕氏医案】

郝某某，女，56 岁，住北京市朝阳区大北窑。初诊：2001 年 2 月 21 日。主因口渴疲乏 5 年，加重伴心慌、胸闷、气短半年来诊。患者发现糖尿病 5 年，发现糖尿病心脏病半年，心功能不全，心房纤颤，经治疗效不满意。

刻下症：心悸胸闷、气短不足以息，咽干，咳嗽有痰，疲乏无力，双下肢浮肿，小便不利。目前应用口服降糖药，血糖仍控制不好，生活不能自理。经熟人介绍而求诊治。诊见面色黄，颜面虚浮，口唇紫绀，舌质暗，苔腻，脉象沉细无力，三五不调。中医辨证：气阴不足，宗气虚陷，兼痰阻、血瘀、水停。治法：补气升陷，兼以化痰、活血、利水。处方：生黄芪 18g，知母 12g，升麻 5g，柴胡 5g，瓜蒌 12g，清半夏 9g，丹参 15g，枳壳 10g，白术 12g，桂枝 6g，猪茯苓各 15g，石韦 25g。7 副。配合西药速尿利尿，每日 1 片。

二诊：2001 年 2 月 28 日。服药 7 副，气短心悸明显减轻，浮肿消退，效不更方，14 副。

三诊：服药后自觉无心悸、气短、胸闷，咽干、食欲较差等症状明显好转，仍脉律不齐，调方升陷汤、生脉散合二陈汤加味。处方：生黄芪 18g，知母 12g，升麻 5g，柴胡 5g，瓜蒌 12g，清半夏 9g，丹参 15g，枳壳 10g，白术 12g，沙参 15g，麦冬 9g，茯苓 15g，陈皮 9g，丹参 15g，苏叶 6g，香橼 6g，佛手 6g，甘松 12g。14 副。

四诊：1997 年 3 月 28 日。服药后食欲好转，体力和精神状态良好，生活可以自理。嘱继续服药 1 月以巩固疗效。停药 3 月后随访，病情稳定。

按：此糖尿病性心脏病是糖尿病最常见的血管并发症，表现为心肌缺血、心律紊乱、心衰，是消渴病日久，内热伤阴耗气，气阴两虚，或阴损及阳，阴阳俱虚，久病入络，气虚血瘀水停所致。因发病有虚的基础，胸痛常不典型，所以更应重视。其心悸、胸闷、气短症状尤为突出，气短不足以息，是宗气虚陷，即所谓"胸中大气下陷"。"宗气出于胸中，贯心脉而行呼吸焉"。宗气虚陷，不能贯通心脉而维持呼吸，故见心悸、胸闷、气短等症。治用升陷汤加味，加瓜蒌、枳壳宽胸理气，清半夏化痰和胃，丹参活血化瘀，白术、桂枝、猪茯苓、石韦通阳化饮、利水消肿，乃"当以温药和之"之意。用石韦者，与车前子功效相似，利水兼可泻肺。咳喘症状突出者，还可加入炒葶苈子、桑白皮以泻肺利水。如为快速房颤，还可与五参汤相合，其中苦参对心悸脉数尤为有效。三诊合生脉散方，并加用陈皮、苏叶、香橼、佛手者，有香苏散之意。更加甘松既可行胃气，又可调心气，有心胃同治之妙。

7. 黄芪、当归、丹参、丹皮、赤芍——补血二丹汤

【药物组成】

黄芪、当归、丹参、丹皮、赤芍

【单药功用】

黄芪，为豆科多年生草本植物蒙古黄芪或膜荚黄芪的干燥根，列为上品，始载于《神农本草经》，谓其"主痈疽久败疮，排脓止痛，大风癞疾；五痔鼠瘘；补虚，小儿百病"。黄芪原作黄耆，李时珍解释为"耆长也，黄耆色黄，为补药之长，故名黄

耆"。其味甘、性微温，归肺、脾经。功效补气升阳，生津养血，行滞通痹。黄芪味甘微温，善入脾经，为补中益气要药，用治脾气虚弱，运化无力，倦怠乏力，食少纳呆者，单用即可；又能补气升血，配伍当归组成当归补血汤，治疗气血双亏；《本草逢原》云："黄芪，性虽温补，而能通调血脉"，故治疗气虚血滞导致的中风后遗症，常配伍当归、川芎、红花、地龙等组成补阳还五汤。

现代药理研究：黄芪中的黄芪多糖和黄芪皂甙甲成分可提高巨噬细胞活性，活化中性粒细胞，提高外周血中白细胞的数量，增强免疫力；黄芪能促进血清和肝脏蛋白质的更新，并可减少尿蛋白；黄芪能促进造血干细胞的分化和增殖，保护和改善骨髓造血微环境。此外，黄芪还可双向调节血糖、强心、保护心肌、调节血压、降血脂、抗肿瘤等。

当归，出自《神农本草经》，为伞形科多年生草本植物当归的根，始载于《神农本草经》，列于中品，谓其"主咳逆上气，温疟寒热洗洗在皮肤中。妇人漏下绝子，诸恶疮疡，金疮"。当归，意即使气血各有所归，故名。《本草纲目》记载："治头痛，心腹诸痛，润肠胃、筋骨、皮肤，治痈疽，排脓止痛，和血补血。"其味甘、辛，性温，归肝、心、脾经。功效补血活血，调经止痛，润肠通便。

本品甘温质润，长于补血，为补血之圣药。配伍黄芪成当归补血汤，治疗气血不足证。

本品味辛，辛能散能行，故当归不仅可补血，又可辛散活血，调经止痛，配伍熟地、川芎、白芍成四物汤，既是补血之良方又是妇科调经的基本药物。

临床中本品一般生用，加强活血则酒炒用。当归头偏于上行而止血，当归身补血而中守，当归尾破血而趋下，补血活血宜用全当归。

现代药理研究：当归中的当归多糖成分能增加外周血细胞、血红蛋白、白细胞及骨髓有核细胞；当归可降低血黏滞性，延长大鼠血浆凝血酶及凝血活酶时间；当归及其成分阿魏酸具有抗氧化作用，可降低胆固醇，保护血管壁内膜，防止血栓形成。此外，当归还可调节子宫平滑肌，抗心肌缺血及心律失常，增强免疫功能等。

丹参，为唇形科植物丹参的干燥根及根茎，始载于《神农本草经》，列在上品，谓其"主心腹邪气，肠鸣幽幽如走水，寒热积聚；破癥除瘕；止烦满；益气"。味苦，性微寒，归心、心包、肝经。功效为活血通经，祛瘀止痛，凉血消痈，清心除烦。

本品善于活血祛瘀，性微寒却缓，能祛瘀生新而不伤正，为妇科调经常用药物。

本品能通行血脉，止痛祛瘀，临床常用于各种瘀血病证，性寒能清热，又能活血，可清热祛瘀消肿。

现代药理研究：丹参能够改善微循环，成分中的丹参素可使微循环血流明显加快、微动脉扩张、毛细血管网开放数目增多、血流得到改善；丹参可扩张血管，改善缺血再灌注损伤，抗心脑缺血；丹参煎剂可降低血和肝中的甘油三酯含量，抗动脉粥样硬化。

丹皮，为毛茛科多年生落叶小灌木植物牡丹的干燥根皮，始载于《神农本草经》，列于中品，谓其"主寒热，中风瘛疭、痉、惊痫邪气，除癥坚瘀血留舍肠胃，安五脏，疗痈疮"。味苦、辛，性微寒，归心、肝、肾经。功效为清热凉血，活血化瘀。丹皮性微寒，入营血，能清营分、血分的实热，有凉血止血的功效；味辛善行，入血分，善于活血化瘀，通经消癥，可治疗因血热、血瘀而形成的癥积聚等，常与桃仁、赤芍、桂枝、川芎等药配伍。

丹皮清热凉血宜生用，活血化瘀宜酒炙用。

现代药理研究：丹皮中的有效成分牡丹酚及其以外的糖苷类成分都有抗炎作用；丹皮可降低血小板的黏附性，抗血小板凝聚，降低动脉粥样硬化；丹皮可以降低心肌耗氧量，增加冠脉流量，保护心肌损伤。此外，丹皮还可降压、抑菌、镇静解热、降血糖等。

赤芍，为毛茛科多年生草本植物芍药或者川赤芍的干燥根，始载于《神农本草经》，列于中品，谓其"主邪气腹痛，除血痹，破坚积，寒热疝瘕，止痛，利小便，益气"。味苦性微寒，归肝经。功效为清热凉血，散瘀止痛。

赤芍苦寒，入肝经，走血分，能清肝火，除血分热，可用于治疗温热病热入血分，又因本品苦性下降，活血通经、行滞散瘀止痛力强，故可用于治疗瘀血内阻导致的闭经、痛经，癥瘕积聚，常与丹皮、桃仁、桂枝等同用。赤芍苦寒入肝经血分，除可清热凉血，散血热瘀滞，还又可疏肝解郁行气滞，故可治疗肝经瘀滞、胁肋疼痛等，与柴胡、丹皮等同用。肝开窍于目，故赤芍可用于治疗肝火上炎、肝经风热的目赤肿痛、羞明流泪。

现代药理研究：赤芍注射液能扩张冠状动脉，增加冠脉血流量；赤芍可通过影响钙代谢，对动脉粥样硬化病灶有明显的消退作用，可降脂；赤芍提取物可提升免疫系统作用；赤芍对多种病原微生物有很强的抑制作用；赤芍对肝脏水解过程有促进作用，有利于毒物排泄。

【配伍功用】

黄芪、当归配伍，见于金·李杲著《兰室秘藏》中的当归补血汤，原为"治妇人肌热燥热，目赤面红，烦渴引饮，昼夜不息。其脉洪大而虚，重按全无"之血虚发热证，原方剂量为黄芪一两、当归身二钱，以大剂量黄芪补气，配伍少量的当归补血，重在益气固表以治阳浮之标，并可增加补气升血之力，用以复血虚之本。

现代医学研究：黄芪与当归配伍对慢性肾脏病有很好的治疗效果。黄芪、当归可调节机体免疫，且为双向调节，可改善肾病患者异常的免疫功能；也可通过保护红细胞的变形能力、抑制血小板聚集，从而改善肾炎患者血液流变性的异常，延缓慢性肾衰的发展；还可减少单核/巨噬细胞在肾间质的浸润，从而减少肾小管间质损伤。此外，黄芪、当归可抗氧化自由基、调节蛋白质和脂质代谢。对慢性肾脏病有很好的治疗作用。此药对配合丹参、丹皮、赤芍等凉血活血药，以消肾络癥瘕，从标论治，全方共达补气活血、活血消癥之功。

【用法用量】

用量一般可掌握在黄芪 30～60g，当归 10～15g，丹参 10～30g，丹皮10～30g，赤芍 10～30g。入汤剂，水煎服。

【临床主治】

肾气不足，瘀血阻络。症见乏力、腰酸，肾病日久出现唇色紫暗，舌淡暗，持续尿潜血、尿蛋白。

吕老在临床上治疗慢性肾脏病，尤其是慢性肾小球疾病，以肾气不足为主，症见乏力、腰酸、舌淡者，不论肾气阳虚还是肾气阴虚，常以当归补血汤为君，其中黄芪益气固表，当归补血活血，二者合用气血双补，补而不滞，从本论治。

因慢性肾脏病病程较长，久病入络，络脉不行，血脉不活，临床上肾病日久出现唇色紫暗，舌暗，持续尿潜血、尿蛋白，肾功能不全者，吕老常使用丹参、丹皮、赤芍等凉血活血药，以消肾络癥瘕，从标论治。此小方为吕老临床常用方剂，益肾补虚，化瘀散结，使补气而不气滞，补血而不滋腻，血随气行，气为血帅，血为气母，机体气血旺盛，经络通畅，抵邪外出。临床运用常随证加减，肾气不足重者加太子参、狗脊、杜仲等；瘀血较重者加桃仁、红花等；气郁重者加郁金、乌药、香橼、佛手等；痰湿重者加猪苓、茯苓等。

【吕氏医案】

（1）患者白某某，男，61 岁。初诊时间：2012年 11 月 30 日。主诉：发现肌酐升高 6 年余。病史：6 年前因咳嗽、胸痛于当地医院查血肌酐 $214\mu mol/L$，尿素氮 $11.0mmol/L$，诊断为慢性肾功能不全，未行肾穿，予蒙诺及中药治疗，6 年间多次复查，血肌酐波动于 $180\sim280\mu mol/L$。

刻下症：乏力，偶有腰酸，无腰痛，口干渴，纳眠佳，大便日一行，小便色黄，时有泡沫，夜尿2次。舌暗红苔薄黄，脉弦细。辅助检查：尿常规：潜血（＋），尿蛋白（＋）；肾功能：尿素氮 11.22 mmol/L，血肌酐 261.2μmol/L。诊断：慢性肾功能衰竭（气阴两虚，脉络瘀阻）。治法：益气养阴，活血通络。处方：生黄芪 30g，当归 10g，丹参 30g，丹皮 30g，赤芍 30g，灵芝 15g，枳实 10g，熟大黄 10g，猪苓 30g，茯苓 30g，太子参 30g。14副，日 1 副，水煎早晚服。

二诊：2013 年 1 月 25 日。服药后乏力较前明显减轻，偶有腰酸，余无明显不适，纳眠佳，大便日一行，小便时有泡沫，夜尿 2 次，舌质暗红苔薄黄，脉沉细。辅助检查：尿常规：尿潜血（＋＋），尿蛋白（＋）；肾功能：尿素氮 9.62 mmol/L，血肌酐 196μmol/L。宗上方加入红花 10g、桃仁 10g、水红花子 10g，增加其活血通络之效。

三诊：2013 年 5 月 24 日。服药后腰酸较前明显缓解，偶有乏力，余无明显不适。辅助检查：尿常规：尿潜血（＋），尿蛋白（±）；肾功能：尿素氮 7.11 mmol/L，血肌酐 133μmol/L。患者服药后精神状态好转，持续服药，病情稳定。

（2）患者严某某，女，47 岁。初诊时间：2012年 6 月 29 日。主诉：发现尿蛋白 6 年余。病史：6年前因体检发现尿常规异常，尿潜血（一），尿蛋白（＋）；行肾穿示：IgA 肾病（Lee 氏 III 级）；肌酐正常。未予重视及系统治疗。近 2 个月因乏力、腰酸入院，查血肌酐 208μmol/L。

刻下症：乏力，腰酸较重，双下肢轻度水肿，纳可，眠差，大便干，小便可，舌淡红，苔薄黄，脉沉细。辅助检查：尿常规：尿潜血（一），尿蛋白（＋＋）；肾功能：尿素氮 12.2 mmol/L，血肌酐 208μmol/L，尿酸 491μmol/L。诊断：慢性肾功能衰竭（气虚血瘀，浊毒内扰）。治法：益气活血，泄浊解毒。处方：生黄芪 30g，当归 10g，丹参 30g，丹皮 30g，赤芍 30g，灵芝 30g，红景天 10g，枳实10g，太子参 30g，泽兰 30g，猪苓 30g，土茯苓30g，熟大黄 15g。14 副，日 1 副，水煎早晚服。

二诊：2012 年 7 月 30 日。服药后乏力较前明显好转，双下肢轻度水肿，腹胀，纳眠可，舌质淡红，苔薄白，脉细。辅助检查：尿常规：尿潜血

（一），尿蛋白（＋＋）；肾功能：尿素氮 10.8 mmol/L，血肌酐 150μmol/L，尿酸 422μmol/L。宗上方加香橼 10g、佛手 10g、乌药 10g、香附 10g，增加理气之力，使气行而血行。

三诊：2012 年 10 月 19 日。服药后乏力好转，双下肢无水肿，余无明显不适，纳眠佳，二便调，舌暗红，苔薄黄，脉沉细。辅助检查：尿常规：尿潜血（－），尿蛋白（＋＋）；肾功能：尿素氮 9.8 mmol/L，血肌酐 142μmol/L，尿酸 440μmol/L。前方加减。

患者服药后症状缓解，持续服用，病情平稳。

（3）杨某某，男，47 岁。初诊时间：2012 年 2 月 19 日。主诉：发现肌酐升高 11 个月。病史：23 年前曾突发肉眼血尿，予抗炎、活血等治疗后血尿消失，因患者并无明显不适，故此后无定期复查。2012 年因冠心病住院检查时发现肌酐升高，血肌酐 178μmol/L。

刻下症：无明显不适，纳眠可，大便干，小便黄，舌淡红，苔薄白，脉沉细。辅助检查：肾功能：尿素氮 10.5 mmol/L，血肌酐 178μmol/L，尿酸

479μmol/L。诊断：慢性肾功能衰竭（肾气阴虚，浊毒内扰）。治法：益气养阴，泄浊排毒 。处方：生黄芪 30g，当归 10g，丹参 30g，丹皮 30g，赤芍 30g，茯苓 30g，猪苓 30g，红花 10g，枳实 10g，熟大黄 10g，茵陈 30g，甘草 10g。28 副，日 1 副，水煎，早晚服。

二诊：2012 年 4 月 17 日。服药后无明显不适，纳眠可，舌质淡红，苔薄白，脉细。辅助检查：肾功能：尿素氮 8.1 mmol/L，血肌酐 125μmol/L，尿酸 402μmol/L。宗上方加土茯苓 30g、郁金 10g。

三诊：2012 年 6 月 15 日。服药后无明显不适，纳眠佳，二便调，舌淡红，苔薄白，脉沉细。辅助检查：肾功能：尿素氮 7.1mmol/L，血肌酐 85μmol/L，尿酸 432μmol/L。前方加减。

患者服药后精神状态好，持续服用，病情平稳。

8. 黄芪、山萸肉——黄芪茱萸汤

【药物组成】
黄芪、山萸肉

【单药功用】

黄芪，为豆科多年生草本植物蒙古黄芪或膜荚黄芪的干燥根，始载于《神农本草经》，列为上品，其味甘、性微温，归肺、脾经。功效为补气升阳，利水消肿，固表止汗，生津养血，行滞通痹，托毒排脓，敛疮生肌。黄芪味甘微温，善入脾经，为补中益气要药，可治疗脾气虚弱，运化无力、倦怠乏力、食少纳呆者。补脾则筋肉健，益肺而腠理固，故为固表止汗之良药。

山萸肉，又名山茱萸，为山茱萸科落叶小乔木植物山茱萸的成熟果肉，始载于《神农本草经》，位列中品，谓其"主心下邪气，寒热，温中，逐寒湿痹，去三虫"。其味酸、涩，性微温，归肝、肾经。功效补益肝肾，涩精缩尿，固经止血，敛汗固脱。

本品酸温质润，其性温而不燥，补而不腻，既能补肾益精，又能温肾助阳，为平补阴阳之要药，配伍熟地、山药等组成六味地黄丸，治疗肝肾阴虚、头晕耳鸣等；山萸肉味酸而涩，补中又可固肾涩精缩尿，为固精止遗之要药，用于治疗肾虚精关不固之遗精，或肾虚膀胱失约之遗尿、尿频者。

本品入下焦，善补肝肾、固冲任，固精止血，用于治疗崩漏下血，月经过多者，常配伍熟地、白芍、黄芪、白术等。

本品酸涩收敛，又能收敛止汗，补虚固脱，治疗久病虚脱或大汗欲脱者，配伍人参、龙骨、牡蛎等。

现代药理研究：山茱萸环烯醚萜总苷对金黄色葡萄球菌、铜绿假单胞菌、姜瘟病菌等有较明显的抑制效果；山茱萸能增强机体的抗应激能力，提高耐缺氧、抗疲劳能力，增强记忆力，抗氧化，降血脂，抗动脉硬化；山茱萸降糖作用明显，尤其可降低餐后血糖，从中分离的皂苷和鞣质具有良好的 α-葡萄糖苷酶抑制活性；山茱萸有强心作用，静脉注射可改善心功能，增加心肌收缩性和心输出量。此外，山茱萸可抗炎，镇痛，提高免疫力，抑制血小板聚集等。

【配伍功用】

黄芪、山萸肉配伍，见于清·沈金鳌著《沈氏尊生书》所载的固胙汤，原方还有桑螵蛸、沙苑子、白芍、当归、羊胙等药，用于治疗产后胞损失禁方，两药合用补益元气，固精止遗。黄芪性温善于补中气，既可升阳气，又可固表止汗；山萸肉味酸收敛，善于固肾涩精止遗。两药合用，补益脾肾之气，且具有敛汗固精之效。

【用法用量】

用量一般可掌握在黄芪 30～60g，山萸肉 10～15g。入汤剂，水煎服。

【临床主治】

吕老在治疗慢性肾脏病肾气不固，脾失健运，阴精下泄，临床见双下肢水肿、乏力、大量蛋白尿者，常用此小方，以补益脾肾，固精止遗。临证加减：若蛋白尿重者，加萹草、倒扣草消蛋白；若血尿重者，加仙鹤草、紫草、茜草等凉血止血。

注意事项：邪气内盛者不宜使用，以免闭门留寇。

【临床主治】

患者金某某，男，77 岁。初诊时间：2012 年 6 月 11 日。主诉：发现蛋白尿 1 年余。病史：2011 年 1 月无明显诱因出现双下肢水肿，双下肢米粟样红点，双膝关节痛，查尿蛋白（＋＋＋）～（＋＋＋＋），曾服用雷公藤治疗，后因白细胞下降明显而停用，尿蛋白未见明显下降。

刻下症：近半年消瘦约 10kg，乏力，双下肢轻度水肿，畏寒，纳眠可，二便调，舌淡胖，苔白腻，中间有黑苔，脉滑。辅助检查：尿常规：尿潜血（＋），尿蛋白（＋＋＋）；24 小时尿蛋白定量：3g/24 小时；生化：总蛋白 60.8g/L，白蛋白 29.8g/L，血肌酐 46μmol/L，胆固醇 5.43mmol/L。诊断：慢肾风（肾气阴虚，阴精下泄）。治法：益肾补虚，涩精止遗。处方：生黄芪 60g，山萸肉 15g，当归 10g，丹参 30g，川芎 15g，茯苓 30g，猪苓 30g，枸杞子 15g，山药 15g，龟板胶（烊化）8g，鹿角胶（烊化）8g。14 副，日 1 副，水煎早晚服。

二诊：2012 年 12 月 3 日。服药后双下肢仍水肿，有米粟样红点，夜间瘙痒，纳眠可，大便日一行，小便量少，夜尿 100～200ml，舌质红，苔白腻，有裂纹，脉滑。宗上方去山药、龟板胶、鹿角胶，加泽兰 30g、车前子（包）30g、桑白皮 30g、葶苈子 30g，加利水消肿的药物，给邪以出路。

三诊：2013 年 7 月 8 日。服药后双下肢无水肿，皮疹消退，无瘙痒，乏力较前明显缓解，仍轻度畏寒，精神状态较前明显好转，纳眠可，大便日一行，夜尿 2 次，舌质红，苔白腻，脉滑。辅助检查：尿常规：尿潜白（±），尿蛋白（±）；生化：总蛋白 64.9g/L，白蛋白 40g/L，血肌酐 53μmol/L，胆固醇 5.25mmol/L。前方加减。

患者服药后精神状态好，未再出现体重下降，服用至今，病情平稳。

9. 黄芪、太子参——芪参汤

【药物组成】

黄芪、太子参

【单药功用】

黄芪，为豆科多年生草本植物蒙古黄芪或膜荚黄芪的干燥根，始载于《神农本草经》，列为上品，其味甘、性微温，归肺、脾经。功效为补气升阳，利水消肿，固表止汗，生津养血，行滞通痹，托毒排脓，敛疮生肌。黄芪味甘微温，善入脾经，为补中益气要药，可治疗脾气虚弱、运化无力、倦怠乏力、食少纳呆者。黄芪归肺脾二经，补脾则筋肉健，益肺而腠理固，实为固表止汗之良药。

太子参，为石竹科多年生草本植物孩儿参的块根。始载于《本草从新》，味甘、微苦，性平。归脾、肺经。功效益气健脾，生津润肺。太子参味甘性平，归脾、肺经，可补益肺脾之气，又能养阴生津，但其性略寒凉，属补气药中的清补品，其补气力弱，故常用于治疗脾气虚胃阴不足而不能峻补者。配伍山药、扁豆、茯苓等药可治疗病后体虚、脾胃损伤、乏力口干、饮食减少等症；配伍沙参、百合、麦冬等养阴药，可治疗气阴两伤所致的阴虚燥咳、痰黏难咳等症；配伍生地、知母、淡竹叶等清热药，可治疗热病后期气虚津伤诸症。

现代药理研究：太子参可增强免疫功能，抗衰老，又可降糖、降脂，可改善大鼠急性心肌梗死后的慢性损伤，防治梗死后慢性心衰心肌重构。

【配伍功用】

太子参与人参同为补益脾肺之气的药物，但人参补气之力强，性偏温燥，太子参性平，略偏寒凉，补气之力不及人参，但可养阴生津，临床上对于气虚不能峻补者常以太子参代替人参。黄芪、人参配伍，见于金·李杲著《内外伤辨惑论》所载的补中益气汤，原为治疗内伤脾胃而伤其气出现的气虚发热证，原文曰"惟当以甘温之剂，补其中，升其阳"，立甘温除大热法。现在补中益气汤多用来治疗中气下陷，脾不升清等证。

【用法用量】

用量一般可掌握在黄芪 30～60g，太子参 20～30g。入汤剂，水煎服。

【临床主治】

用于治疗脾肾气虚不足。症见乏力，气短懒言，下肢水肿，纳差，大便溏薄者。

吕老临床常以太子参代人参，取其清补之功，补气生津；黄芪补中气，升阳气，固表止汗。两药合用使补气之力更强，临床上慢性肾炎之脾肾气虚不足见乏力、气短懒言、下肢水肿、纳差、大便溏薄者，吕老多用此药方以补益脾肾之气。

【吕氏医案】

患者袁某，男，62 岁。初诊时间：2013 年 8 月 23 日。主诉：发现尿潜血、尿蛋白 3 年余。病史：2009 年 12 月因双下肢水肿就诊，查尿常规：尿潜血（＋＋＋），尿蛋白（＋＋＋＋）。行肾穿示：I 期膜性肾病。予利尿治疗，1 周后肿消停用，后服用中药治疗尿蛋白下降但未转阴，自行停用中药。1周前再次因水肿就诊。

刻下症：双下肢轻度水肿，乏力，后腰及膝盖自觉发凉，纳眠可，二便调，口唇色暗，舌暗红少津苔白，脉滑。辅助检查：尿常规：尿潜血（＋＋＋＋），尿蛋白（＋＋＋＋）；24 小时尿蛋白定量：2.404g/24 小时；生化：总蛋白 58g/L，白蛋白 29.5g/L，血肌酐 77μmol/L，胆固醇 5.44mmol/L。诊断：慢肾风（气血两虚，痰热内扰）。治法：益气养血，清热化痰。处方：生黄芪 30g，太子参 30g，当归 10g，川芎 15g，茯苓 30g，猪苓 30g，白花蛇舌草 10g，泽兰 30g，白僵蚕 10g，蝉衣 10g。14 副，日 1 副，水煎早晚服。

二诊：2013 年 9 月 24 日。服药后乏力好转，劳累后出现双下肢水肿，纳可，眠欠佳，二便调，舌暗红苔黄腻，脉滑。辅助检查：24 小时尿蛋白定量：1.188g/24 小时。上方去白花蛇舌草、泽兰、白僵蚕、蝉衣，加萹草 30g、倒扣草 30g，消尿蛋白。

三诊：2013 年 12 月 10 日。服药后仍双下肢水肿，乏力好转，纳可，入睡困难，二便调，舌暗红苔黄腻，脉滑。辅助检查：24 小时尿蛋白定量：0.616g/24 小时；生化：总蛋白 60.7g/L，白蛋白 36.5g/L。宗 9 月 24 日方加灵芝 30g、红景天 10g、生甘草 10g。

患者服药至今，病情平稳。

10. 太子参、灵芝、丹参——太灵丹

【药物组成】

太子参、灵芝、丹参

【单药功用】

太子参，为石竹科多年生草本植物孩儿参的块根。始载于《本草从新》，味甘、微苦，性平。归脾、肺经。功效益气健脾，生津润肺。太子参味甘，性平，归脾、肺经，可补益肺脾之气，又能养阴生津，但其性略寒凉，属补气药中的清补品。

灵芝，为多孔菌科真菌赤芝或紫芝等的干燥子实体，始载于《神农本草经》，谓其"赤芝主胸中结，益心气，补中，增智慧不忘"，"紫芝主耳聋，利关节，保神益精，坚筋骨，好颜色，久服轻身不老延年"。味甘，性平，归心、肺、肝、肾经。功效

为补气安神，止咳平喘。本品甘平，入心经，能补益心之气血，安心神，用治气血不足，心失所养所致的失眠、多梦、健忘等症，可单用也可与酸枣仁、柏子仁、龙眼肉等安神药合用；又因灵芝入肺经，性平偏温，能补肺气，温肺化痰，止咳平喘，尤其适用于痰湿性和虚寒性痰饮，可单用也可配伍干姜、半夏等温肺化痰药物；灵芝可补益气血，《本草纲目》云其可"疗虚劳"，故可用于治疗虚劳诸症。

现代药理研究：灵芝多糖可提高抗氧化能力，抑制脂质过氧化物的形成，提高免疫力并能抗衰老；此外，灵芝多糖也可调节免疫，降血糖、血脂，抗肿瘤；灵芝中的三萜类化合物可净化血液，保护肝功能；灵芝中的其他成分还可镇静，强心，抗凝血等。

丹参，为唇形科植物丹参的干燥根及根茎，始载于《神农本草经》，列在上品，谓其"主心腹邪气，肠鸣幽幽如走水，寒热积聚，破癥除瘕，止烦满，益气。"味苦，性微寒，归心、心包、肝经。功效为活血通经，祛瘀止痛，凉血消痈，清心除烦。本品善于活血祛瘀，性微寒却缓，能祛瘀生新而不伤正，入心经，又善于清热凉血，故既可除烦安神，又可安神定志。

现代药理研究：丹参能够改善微循环，成分中的丹参素可使微循环血流明显加快、微动脉扩张、毛细血管网开放的数目增多、血流得到改善；丹参可扩张血管，改善缺血再灌注损伤，抗心脑缺血；丹参煎剂可降低血和肝中的甘油三酯含量，抗动脉粥样硬化。

【配伍功用】

太子参性平偏凉，既能补气又能滋阴；灵芝性平，可补益气血，疗虚劳；丹参性微寒，凉血补血，"一味丹参，功同四物"。三药配伍，可补益气血，疗虚劳，而补气血却不温燥。

【用法用量】

用量一般可掌握在太子参 20～30g，灵芝 10～30g，丹参 10～30g。入汤剂，水煎服。

【临床主治】

此方为吕老临床常用方，为其取名为"太灵丹"主治气血两虚。症见乏力、汗出、口渴喜饮、咽部疼痛者尤为适宜。对于慢性肾脏病肾气阴阳不足，但虚不受补，症见乏力、汗出、口渴喜饮、咽部疼痛、舌边尖红者尤为适宜。吕老认为，太子参和灵芝都具有提高免疫能力和抗衰老的作用，而丹参对心脑血管具有很好的保护作用，三药合用组成太灵丹，用于青年人可提高免疫能力，用于老年人可抗衰老，延年益寿。临证加减：若易外感，虚劳者，加红景天、西洋参、冬虫夏草、藏红花等补气养血；若咽痛明显，加连翘、桔梗、金银花等清热解毒利咽。

【吕氏医案】

患者梁某，男，28 岁。初诊时间：2013 年 3 月 29 日。主诉：发现尿蛋白 9 个月。病史：2012 年体检发现尿蛋白阳性，行肾穿示：Ⅰ期膜性肾病伴系膜增生性 IgA 肾病，24 小时尿蛋白定量 1.18g/24 小时，于多家西医院就诊，尿蛋白未见明显下降。

刻下症：腰部酸痛，自觉发凉，乏力，咽部不适，纳眠可，小便多泡沫，大便调，舌淡红苔白，脉沉细。辅助检查：尿常规：尿潜血（＋），尿蛋白（＋＋）；24 小时尿蛋白定量：1.39g/24 小时；生化：总蛋白 71.1g/L，白蛋白 45g/L，血肌酐

56.2μmol/L。诊断：慢肾风。（气血两虚，湿热内扰）。治法：补益气血，清热祛湿。处方：太子参20g，丹参30g，赤芍10g，丹皮10g，灵芝20g，红景天20g，金银花20g，连翘20g，板蓝根30g，泽兰20g，芡实10g，猪苓30g，茯苓30g，茵陈30g，山栀10g，甘草10g。14副，日1副，水煎早晚服。

二诊：2013年5月24日。近日工作压力较大，服药后出现咽痛，自汗，纳可，眠差，大便溏，舌尖红苔白，脉沉细。辅助检查：24小时尿蛋白定量：0.99g/24h。上方加桔梗6g，以宣肺利咽。

三诊：2013年7月19日。服药后患者仍咽干，余无明显不适，纳眠可，二便调，舌质淡苔白，脉弦细。辅助检查：24小时尿蛋白定量：0.35g/24小时。

前方加减，患者服药至今，病情平稳。

11. 狗脊、川断、川牛膝——脊膝续断汤

【药物组成】

狗脊、川断、川牛膝

【单药功用】

狗脊，为蚌壳蕨科多年生草本植物金毛狗脊的

根状茎，始载于《神农本草经》，位于中品，谓其"主腰背强，关机缓急，周痹，寒湿膝痛。颇利老人"。味苦、甘，性温，归肝、肾经。功效为补肝肾，强筋骨，祛风湿。狗脊甘温，能补肝肾，强筋壮骨，又能祛风除湿止痛，且善坚脊骨，为治疗腰痛脊强的要药，与独活、桑寄生、威灵仙等同用，治疗肝肾不足，膝腿疼痛，手足麻木等症；配伍杜仲、牛膝等药可用于治疗肝肾虚损，导致腰膝酸软、下肢无力等症。本品温补下元，又能固摄肾关，可治疗肾虚不固导致的尿频遗尿、遗精滑精，又可治疗下焦虚寒，冲任不固所致带下过多等。

现代药理研究：狗脊可抗炎、镇痛，也可止血。狗脊水煎后给大鼠灌胃，能改善大鼠血液流变性，改善关节微循环。

续断，为川续断科多年生的草本植物川续断的干燥根，因其功能可以续筋骨而得名，因道地药材出于四川，故又名川断。始载于《神农本草经》，列于上品，谓"主伤寒，补不足，金疮痈伤，折跌，续筋骨，妇人乳难"。续断味苦、辛，性微温，归肝、肾经。功效为补益肝肾，强筋健骨，安胎止血，续折疗伤。

本品甘温可助阳，辛温可散寒，用于治疗肾阳不足，下元虚冷之阳痿不举，遗尿尿频，遗精滑泄等。本品甘温补虚助阳，味辛发散可散瘀，有通利血脉之功。用于治疗肝肾不足之腰膝酸软，常与杜仲、牛膝同用，又可治疗肝肾不足兼夹寒湿的痹证，与防风、川乌等配伍。

本品可调理冲任，有安胎之功，配伍侧柏炭、当归、艾叶等药可治疗崩漏下血，配伍桑寄生、阿胶组成寿胎丸，用于治疗胎动不安、滑胎等。本品辛温破散，善于活血化瘀，甘温补益，善于强筋壮骨，用于治疗跌打损伤、瘀血肿痛，常与桃仁、红花、苏木、木瓜配伍。

现代药理研究：续断可促进骨折愈合，松弛子宫平滑肌，抗炎等。

牛膝，分两种，苋科植物牛膝的干燥根，为怀牛膝，苋科植物川牛膝的干燥茎为川牛膝，始载于《神农本草经》，列于上品，谓其"主寒湿痿痹，四肢拘挛，膝痛不可屈伸，逐血气，伤热火烂，堕胎"。味苦、甘、酸，性平，归肝、肾经。功效为活血通经，补肝肾，强筋骨，引火（血）下行，利水通淋。

本品入血分，引血下行，活血祛瘀力强，善于治疗妇科经产诸疾，如妇人瘀滞而出现的痛经、经闭及产后腹痛、难产、胞衣不下等，配伍桃仁、红花、赤芍等药组成血府逐瘀汤；牛膝既能补肝肾强筋骨，又能活血通经，善于治疗腰膝酸软、下肢无力萎废不用等症，常配伍续断、杜仲、桑寄生等药。

本品味苦，能引火下行，故善治疗上部火热诸证，配伍熟地、知母、石膏等组成玉女煎；用于治疗阴虚火旺之牙龈肿痛、口舌生疮，配伍生牡蛎、龟板等药组成镇肝熄风汤；治疗肝阳上亢、肝风内动的眩晕头痛等症。

本品善下行，又可利尿通淋，故淋证多用。

本品善于破血逐瘀，故跌打损伤多用，配伍骨碎补、续断、红花等。

牛膝有川牛膝与怀牛膝之分，川牛膝善于活血通经，怀牛膝善于补肝肾、强筋骨。

现代药理研究：牛膝具有调节免疫功能，抗衰老，抗病毒作用。牛膝中含昆虫变态甾体激素，具有强的蛋白质合成促进作用，有一定的利尿作用。

【配伍功用】

狗脊、续断、牛膝的配伍，见于清·景东旸著《嵩厓尊生全书》所载的立愈汤，用于治疗一切腰痛。原文论肾虚腰痛曰："若夫腰引项脊，尻背如重状，方是本脏，本脏病，不可用黄芪等闭气之药，亦勿认诸痛属火，峻用寒凉止痛，须温散。"狗脊、续断、牛膝均是补肝肾，强筋骨的良药，临床常配伍使用。狗脊善祛湿，续断善补肝肾，牛膝善活血通经，引血下行。三药合用，既增强其补肝肾、强筋骨之力，又能引药下行，直达病所。虽然怀牛膝补肝肾作用较川牛膝强，但吕老认为怀牛膝有肾毒性，故临床常以川牛膝代之。且川牛膝善于活血通经，引经作用比怀牛膝好，可载药下行至腰部。

【用法用量】

用量一般可掌握在狗脊 10g，川断 10g，川牛膝 10～30g。入汤剂，水煎服。

【临床主治】

主治补益肝肾。症见腰腿疼痛，屈伸不利，筋骨酸痛者。吕老从经脉循行方面认为，冲、任、督、带四脉皆循行于腰间，狗脊配伍川断、牛膝等可以固冲任，通督脉，摄带脉，所以治疗肝肾亏虚，冲、任、督、带经脉失养所致的各种腰腿痛均为适用。

临证加减：若经络不畅，肢体麻木者，加全蝎、蜈蚣、刺猬皮等通络止痛；若阴虚火旺者，加女贞子、旱莲草、生地等滋阴清热；若血虚生风者，加丹参、赤芍、丹皮等凉血活血。

【吕氏医案】

（1）患者曹某，男，45岁。初诊时间：2013年7月22日。主诉：倦怠、乏力1年。病史：2012年4月无明显诱因出现倦怠乏力、腰痛，查尿蛋白阳性，肌酐升高（具体不详），行肾穿示：局灶增生型IgA肾病（III级），予甲强龙及环磷酰胺冲击治疗，病情未见明显好转。查血肌酐 213μmol/L。

刻下症：腰酸、腰痛明显，倦怠乏力，纳差，腹胀，大便溏，日一行，小便无力，色黄，眠安，舌淡红，苔白腻，脉沉细。辅助检查：肾功：尿素氮14.5mmol/L，血肌酐 213μmol/L，尿酸 497.9μmol/L。诊断：慢性肾功能衰竭（阴阳两虚，血脉不活）。治法：益气养血，补益肝肾，活血通络。处方：狗脊

10g，川断 10g，川牛膝 30g，猪苓 30g，茯苓 30g，泽兰 30g，川芎 15g，生黄芪 30g，当归 10g，太子参 30g，山萸肉 15g，桔梗 10g，生甘草 10g。28 副，日 1 副，水煎早晚服。

二诊：2013 年 8 月 26 日。服药后症状改善不明显，仍腰酸痛，乏力，下腹部受凉后疼痛，纳差，眠安，大便日一行，偏干，小便调，舌暗红，苔白微腻，脉沉细。宗上方加赤芍 30g、丹皮 30g，凉血活血。

三诊：2013 年 10 月 25 日。服药后乏力、腹痛较前明显好转，仍腰酸痛，纳差，眠安，二便调，舌淡红，苔白，脉沉。辅助检查：肾功：尿素氮 10.3mmol/L，血肌酐 182.2μmol/L，尿酸 444.1μmol/L。前方加减，患者病情稳定。

（2）患者林某某，男，33 岁。初诊时间：2012 年 8 月 6 日。主诉：发现尿潜血、尿蛋白 3 年。病史：2009 年体检时发现尿蛋白阳性，尿常规示：尿潜血（＋），尿蛋白（＋）。患者曾于多家医院就诊，诊断为慢性肾炎，间断口服中药治疗，尿潜血消失，但尿蛋白未见转阴。

刻下症：腰酸，耳鸣，音小似蝉音，余无明显不适，纳可，眠差，大便日一行，不成形，小便调，舌暗红体胖，苔白微腻，脉滑。辅助检查：尿常规：尿潜血（-），尿蛋白（-）；24 小时尿蛋白定量：0.361g/24 小时。诊断：慢肾风（肝肾亏虚，痰瘀互阻）。治法：补益肝肾，活血化瘀，理气化痰。处方：狗脊 10g，川断 10g，川牛膝 30g，丹参 30g，丹皮 10g，赤芍 10g，香附 10g，乌药 10g，茯苓 30g，太子参 30g，猪苓 30g，甘草 10g。14 副，日 1 副，水煎早晚服。

二诊：2013 年 9 月 17 日。服药后腰酸、乏力明显好转，仍有耳鸣，纳可，眠差，多梦，大便不成形，小便调，舌质红，苔薄白，脉滑。辅助检查：24 小时尿蛋白定量：0.17g/24 小时。宗上方去香附、乌药，加川芎 15g、泽兰 30g，加强其活血通络功效。

三诊：2013 年 10 月 28 日。服药后腰酸、乏力缓解，仍耳鸣，眠差多梦，大便不成形，小便调，舌质红，苔薄白，脉沉。辅助检查：24 小时尿蛋白定量：0.02g/24 小时。前方加减，患者尿蛋白未再上升，病愈。

12. 黄芪、当归、鹿角霜——鹿霜补血汤

【药物组成】

黄芪、当归、鹿角霜

【单药功用】

黄芪，为豆科多年生草本植物蒙古黄芪或膜荚黄芪的干燥根，始载于《神农本草经》，列为上品，其味甘、性微温，归肺、脾经。功效为补气升阳，利水消肿，固表止汗，生津养血，行滞通痹，托毒排脓，敛疮生肌。黄芪味甘微温，善入脾经，为补中益气要药，用于治疗脾气虚弱，运化无力，倦怠乏力，食少纳呆者。

当归，为伞形科多年生草本植物当归的根，始载于《神农本草经》。《本草纲目》：记载"治头痛，心腹诸痛，润肠胃、筋骨、皮肤，治痈疽，排脓止痛，和血补血"。其味甘、辛，性温，归肝、心、脾经。功效为补血活血。调经止痛，润肠通便。本品甘温质润，长于补血，为补血之圣药。本品味辛，辛能散能行，故当归不仅可补血，又可辛散活血。

调经止痛临床中本品一般生用，为加强活血则酒炒用。

当归头偏于上行而止血，当归身补血而中守，当归尾破血而趋下，补血活血宜用全当归。

现代药理研究：当归中的当归多糖成分能增加外周血细胞、血红蛋白、白细胞及骨髓有核细胞数；当归可降低血黏滞性，延长大鼠血浆凝血酶及凝血活酶时间；当归及其成分阿魏酸具有抗氧化作用，可降低胆固醇，保护血管壁内膜，防止血栓形成。此外，当归还可调节子宫平滑肌，抗心肌缺血及心律失常，增强免疫功能等。

鹿角霜，为鹿角熬制后剩余的骨渣，始载于《本草品汇精要》，味咸、涩，性温，归肝、肾经。功效为温肾助阳。本品补阳之力虽不及鹿茸、鹿角胶强，但不滋腻，且具有收敛之性，可涩精、敛疮止血。内服可用于治疗肾阳不足又脾胃虚寒，呕吐食少便溏，男子遗精，妇女宫寒痛经、崩漏、白带过多等；外用治疗创伤出血或疮疡久不愈合等症。

现代药理研究：对鹿角霜的研究较少，目前认为鹿角霜可提高心率、增加心肌供血，改善心肌功能。

【配伍功用】

本方为当归补血汤配伍鹿角霜组成，当归补血汤补益气血，鹿角霜温肾助阳，虽较鹿茸之力弱，但不滋腻，且鹿角霜具有收敛之性，可固肾涩精。全方共起温肾助阳，补益气血的作用。

【用法用量】

用量一般可掌握在黄芪 30～60g，当归 10～15g，鹿角霜 10～30g。入汤剂，水煎服。

【临床主治】

主治肾阳不足，气血亏虚。症见周身乏力，畏寒，动则气喘，腰酸，下肢水肿，舌淡胖者。

慢性肾脏病患者，若素体肾阳不足，温煦不能，又因肾病日久耗气伤血，气阴两伤，气血阴阳俱亏，症见周身乏力、畏寒、动则气喘、腰酸、下肢水肿，舌淡胖者，治疗宜补益气血，温肾助阳。该方吕老常用此方，对慢性肾脏病肾气阳虚见蛋白尿者尤为适宜。临证加减：若肾功能不全者，加枳实、熟大黄等泄浊解毒；若阳虚水泛者，加茯苓、猪苓、泽兰等利水渗湿。

【吕氏医案】

患者刘某某，男，79 岁。初诊时间：2013 年 1 月 14 日。主诉：发现肌酐升高 5 年。病史：2007 年行冠状造影后查血肌酐 200μmol/L，诊断为肾功能不全，予复方 α 酮酸、析清、金水宝等药物治疗，监测肾功能，血肌酐波动于 170～300μmol/L。

刻下症：周身倦怠乏力，心慌，动则气喘，腰酸，食欲差，时有恶心呕吐，眠差，大便日 1～2 次，便溏，双下肢轻度水肿，精神状态较差，舌体胖，苔黄腻，脉沉细。辅助检查：血常规：红细胞 2.95×10^{12}/L，血红蛋白 78g/L；生化：尿素氮 17.96 mmol/L，血肌酐 316.9μmol/L。诊断：慢性肾功能衰竭（肾气阳虚，浊毒内扰）。治法：温肾助阳，泄浊排毒。处方：生黄芪 60g，当归 10g，鹿角霜 10g，川芎 15g，太子参 30g，丹参 30g，猪苓 30g，茯苓 30g，枳实 10g，熟大黄 10g，乌蛇 10g。14 副，日 1 副，水煎早晚服。

二诊：2013 年 8 月 19 日。服药后症状改善不明显，仍双下肢水肿，乏力，气短，易困乏，小便泡沫多，夜尿 6～8 次，纳可，入睡困难，大便日一行，舌淡暗，苔薄白，脉沉。辅助检查：肾功：尿素氮 14.9mmol/L，血肌酐 249μmol/L。宗上方加泽兰 30g、车前子（包）30g，增强利尿消肿之功。

三诊：2013 年 11 月 8 日。服药后乏力、气短较前好转，仍双下肢水肿，纳可，入睡困难，夜尿 5～6 次，大便日一行，便干，舌暗红，苔白，脉弦。辅助检查：血常规：红细胞 $3.6×10^{12}$/L，血红蛋白 113g/L；生化：尿素氮 12.48 mmol/L，血肌酐 195μmol/L。前方加减，服药至今，患者肾功能稳定，精神状态较前明显好转。

13. 太子参、麦冬、五味子、川芎——加味生脉散

【药物组成】

太子参、麦冬、五味子、川芎

【单药功用】

太子参，为石竹科多年生草本植物孩儿参的块根。始载于《本草从新》，味甘、微苦，性平。归脾、肺经。功效为益气健脾，生津润肺。太子参味甘，性平，归脾、肺经，可补益肺脾之气，又能养阴生津，但其性略寒凉，属补气药中的清

补品，其补气力弱，故常用治脾气虚胃阴不足而不能峻补者。

麦冬，为百合科植物麦冬的干燥块根，始载于《神农本草经》，列于中品，谓其"主心腹结气，伤中伤饱，胃络脉绝，羸瘦补气。"味甘、微苦，性微寒，归肺、胃、心经，功效为养阴润肺，益胃生津，清心除烦。

本品甘寒质润，入肺经，能清肺热，养肺阴，故因肺热所致的各类疾病无论虚实均常配伍使用。配伍桑叶、枇杷叶、阿胶、石膏等，治疗阴虚肺燥有热的干咳痰少，咳血，鼻燥咽干、咽痛等，如清燥救肺汤。

本品入胃经，能益胃生津止渴，又能清胃热，广泛用于胃阴虚有热的口干舌燥，呕逆，大便干结等症。配伍沙参、天花粉、玉竹等，用于燥伤肺胃阴液，咽干口渴，如沙参麦冬汤；配伍半夏、人参等，治疗胃阴不足的气逆呕吐，如麦门冬汤；与人参、五味子配伍，治疗气阴两虚，神倦乏力，气短懒言等症，如生脉饮；配伍生地、玄参，治疗热结阴亏，津液不足，大便不通之证，如增液汤。

本品甘寒入心经，可清热养心除烦，滋养心阴定志，用于治疗心阴虚有热，心肾不交的心烦，失眠健忘，多梦，心悸怔忡，配伍生地、柏子仁、酸枣仁等，如天王补心丹。

现代药理研究：麦冬可以增强网状内皮系统的吞噬能力，升高外周血中白细胞，提高免疫功能；可以增强垂体肾上腺皮质系统作用，提高机体的适应性；能提高耐缺氧能力，可增加冠脉流量，对心肌缺血有明显的保护作用。此外，麦冬还可抗休克，镇静和抗菌。

五味子，为木兰科多年生落叶木质藤本植物五味子或者华中五味子的成熟果实，始载于《神农本草经》，列为上品，谓其"主益气，咳逆上气，劳伤羸瘦，补不足，强阴，益男子精"。味酸、甘，性温，归肺、心、肾经。功效为收敛固涩，益气生津，补肾宁心。

本品味酸能收，性温而质润，上能敛肺气，下能滋肾阴，故为治疗久虚咳喘的要药，治疗肺虚咳喘常配伍人参、干姜等，治疗肺肾两虚咳喘者常配伍山茱萸、熟地等，而治疗肺经受寒，或寒饮射肺者则常配伍干姜、细辛等。

本品甘能益气，酸以生津，故具有良好的益气生津止渴之效，配伍人参、麦冬组成生脉散，为用于治疗热伤气阴、口干渴、心悸、汗多的经典方。

本品味酸收敛之力强，故可益气固表敛汗，可补肾涩精止遗，又可涩肠止泻，对于气虚自汗或阴虚盗汗，阴虚火旺之梦遗或肾失固藏、阳虚滑精，脾肾虚寒久泻不止均可配伍使用。

本品既能收敛心气，又可滋阴补肾，宁心安神，可用于治疗阴血不足，心肾不交之心悸心烦、失眠多梦，常配伍酸枣仁、丹参、麦冬等。

现代药理研究：五味子能增强兴奋与抑制过程的灵活性，使之趋于平衡，从而提高大脑的调节功能，保护脑神经，既能镇静催眠，又能增强学习记忆能力；五味子可抗脂质过氧化、促进修复和再生、增强解毒功能、利胆，故具有很好的保肝作用；五味子可增加细胞免疫功能，具有提高免疫，抗氧化，抗衰老，抗炎抑菌等作用。

川芎，为伞形科植物川芎的干燥根茎，始载于

《神农本草经》，称为芎蒡，列为上品，谓其"味辛温，主中风入脑，头痛，寒痹，筋挛缓急，金创，妇人血闭无子"。味辛，性温，归肝、胆、心包经。功效为活血行气，祛风止痛。

本品既能活血化瘀以通脉，又能行气化滞以止痛，为"血中之气药"，兼具通达气血之效，故凡气滞血瘀之胸胁、腹部疼痛诸症均可配伍使用，如配伍桃仁、赤芍、红花等组成血府逐瘀汤，用于治疗瘀血阻滞，胸胁刺痛或腹痛。

本品能"下行血海"，故为妇科活血通经之要药，故月经失调，经闭痛经，产后瘀痛，不论虚实皆可配伍使用。

本品辛温升散，能上行头目，祛风止痛，为治头痛之要药，前人云"头痛不离川芎"，无论风寒、风热、风湿、血瘀、血虚头痛均可随证配伍用之。如配伍细辛、防风、白芷等组成川芎茶调散，用于治疗外感风寒头痛；配伍羌活、藁本等药组成羌活胜湿汤，治疗风湿头痛等。

本品能通行血脉，行气止痛，可用于治疗风寒湿痹，肢体关节疼痛之症。

现代药理研究：川芎中的有效成分川芎嗪有明显的舒张血管作用，故川芎可改善微循环，抗心肌缺血、抗脑缺血；川芎有抗血栓形成作用，抑制血小板聚集，降血脂，降低冠心病的危险；川芎可兴奋子宫平滑肌，有镇静、止痛，提高免疫及造血能力。

【配伍功用】

人参、麦冬、五味子的配伍，见于金·张元素著《医学启源》所载生脉散，原文曰"麦门冬……加五味子、人参二味，为生脉散，补肺中元气不足，须用之"。现广泛用于气阴两伤证，为治疗气阴两伤的代表方剂。太子参益气养阴；麦冬养阴生津；五味子收敛固涩；益气生津；川芎为"血中之气药"，上行头目，下行血海，通达气血，活血散瘀，配伍生脉散使补而不滞，行而不散。全方共奏益气养阴、行血活血之作用。

【用法用量】

用量一般可掌握在太子参 20～30g，麦冬 10～15g，五味子 6～10g，川芎 10～15g。入汤剂，水煎服。

【临床主治】

主治：气阴两虚，血脉不活。症见乏力、口渴喜饮、腰酸腿软、五心烦热、头晕目眩者。

慢性肾脏病患者，素体肾气阴两虚，气虚不能固摄，阴虚虚火内生，症见乏力、口渴喜饮、腰酸腿软、五心烦热、头晕目眩者，治疗宜益气养阴，养血活血。吕老常用生脉散变方加川芎组成小方治疗。临证加减：若虚热重者，加青蒿、鳖甲清虚热；若兼湿热者，加茵陈、栀子等。

【吕氏医案】

患者李某，女，50岁。初诊时间：2013年6月3日。主诉：发现肌酐升高1月。病史：糖尿病史18年，目前使用胰岛素控制血糖，血糖控制尚可，1个月前出现恶心、呕吐等症状，查尿蛋白（＋＋＋），尿素氮31.08mmol/L，血肌酐274.9μmol/L，诊断为糖尿病肾病，予对症治疗后症状好转，但肾功未见好转。

刻下症：双下肢重度水肿，双下肢沉重感，乏力，纳可，无恶心呕吐，眠可，大便日2～3次，小便调，舌淡红，苔黄腻，脉细。辅助检查：生化：尿素氮 31.08mmol/L，血肌酐 274.9μmol/L。诊断：慢性肾功能衰竭（肾气阴虚，水湿内停）。治法：益气养阴，利水消肿。处方：太子参 30g，麦冬 10g，五味子 10g，川芎 15g，桑白皮 30g，泽兰 30g，猪苓 30g，茯苓 30g，川牛膝 30g，葶苈子 30g，车前子（包）30g。14 副，日 1 副，水煎早晚服。

二诊：2013 年 6 月 25 日。服药后双下肢水肿、沉重感较前减轻，仍乏力，纳眠可，大便日 3～4 次，不成形，小便调，舌淡红体胖，苔薄白，脉弦细。宗上方加生黄芪 30g、当归 10g、木香 10g、黄连 10g。

三诊：2013 年 11 月 8 日。服药后双下肢水肿明显减轻，偶有午后双下肢水肿，仍乏力，大便日 3～4 次，不成形，小便调，舌淡红体胖，苔薄白，脉弦细。辅助检查：生化：尿素氮 18.7 mmol/L，血肌酐 247.4μmol/L。前方加减，服药至今，患者肾功能稳定。

从消癥散瘕论治

1. 茯苓、猪苓、泽兰——二苓泽兰汤

【药物组成】

茯苓、猪苓、泽兰

【单药功用】

茯苓，出自《神农本草经》，为多孔菌科真菌茯苓的干燥菌核，味甘淡性平，归心、脾、肾经，功效为利水渗湿，健脾宁心。《神农本草经》记载："主胸胁逆气，忧恚惊邪恐悸，心下结痛，寒热，烦满，咳逆，口焦舌干，利小便。久服安魂、养神、不饥、延年。"本品味甘而淡，甘能补，淡能渗，药性平和，既可祛邪，又可扶正，利水而不伤正，实为利水消肿之要药。治疗水湿内停所致水肿、小便不利，常与泽泻、猪苓、白术、桂枝等同用，如五苓散；治疗脾肾阳虚水肿，可与附子、生姜同用，如真武汤。

现代药理研究：茯苓具有利尿、免疫调节、保肝、抗肿瘤、抗氧化、抗炎、抗病毒作用，茯苓素作为茯苓的主要活性成分，是醛固酮受体拮抗剂，有利于尿液排出，恢复肾功能，消除蛋白质。

猪苓，出自《神农本草经》，为多孔菌科真菌猪苓的干燥菌核，味甘淡，性平，归肾、膀胱经，功效为利水渗湿。《本草纲目》记载："开腠理，治淋肿脚气，白浊，带下，妊娠子淋，胎肿，小便不利。"本品甘淡渗泻，利水作用较强，用于水湿停滞的各种水肿，单味应用即可取效。药性沉降，入肾、膀胱经，善通利水道，配生地、滑石、木通等，治热淋，小便不通，如十味导赤汤。

现代药理研究：猪苓具有明显的利尿、抑制尿结石形成和保护肾功能的作用，可用于利尿、防治尿结石及肾功能衰竭。

泽兰，出自《神农本草经》，味辛苦，性微温，归肝、脾经，功效为活血调经，利水消肿。《本草纲目》记载："泽兰走血分，故能治水肿，涂痈毒，破瘀血，消癥瘕，而为妇人要药。"

本品辛散苦泄温通，行而不峻，善活血调经，为妇科经产瘀血病症的常用药，常配伍当归、川芎、香附等药用，如泽兰汤。

本品既能活血祛瘀，又能利水消肿，对瘀血阻滞、水瘀互阻之水肿尤为适宜。

现代药理研究：泽兰能抑制血小板聚集、抗血栓形成，扩张微血管，使微血管中血流加快。

【配伍功用】

茯苓味甘淡，能渗能利，药性平和，利水不伤正，补虚不助邪；猪苓性平，甘淡，主渗泻，专供利水；泽兰气香而温，味辛而散，入于血分，活血利水。茯苓健脾利湿，可补可利，猪苓专供渗利，泽兰活血利水，三者配伍，前两者长于行水，后者偏于活血，利水活血，祛邪不伤正气，对"血不利则为水"之水气病尤为适宜。

【用法用量】

用量一般可掌握在茯苓 15～30g、猪苓 15～30g、泽兰 15～30g。入汤剂，水煎服。

【临床主治】

主治慢性肾炎，证属湿浊夹瘀，湿重于瘀。症见肢体困重麻木，纳呆呕吐，口干不欲饮，面色黧黑，腰部刺痛，舌质色暗，舌有瘀斑。吕老常用此小药方，以利水化湿化瘀。

【吕氏医案】

白某某，男，61岁。初诊：2012年11月30日。主诉：发现血肌酐升高6年。现病史：患者于2006年因咳嗽胸闷就诊当地医院，发现血肌酐为214μmol/L，服用蒙诺及中药治疗，肌酐波动于180～280μmol/L。

刻下症：劳累后疲劳乏力，偶有腰酸，肾区不适，口干口渴，纳可眠差，大便调，小便黄，时有泡沫，夜尿2次，舌紫苔薄黄，脉沉弦细。既往史：高血压病史10余年，开始服用降压0号，肾功能不全后改为蒙诺，现血压140/80mmHg左右；冠心病病史10余年。辅助检查：血常规：红细胞$3.28×10^{12}$，血红蛋白112g/L。尿常规：尿蛋白（＋），尿潜血（＋）。肾功：血肌酐262μmol/L，尿素氮11.22mmol/L。中医诊断：慢性肾功能衰竭（气阴不足，湿瘀阻滞）。西医诊断：①慢性肾功能不全Ⅲ期；②高血压；③冠状动脉粥样硬化性心脏病。治法：补阴益气，化瘀利湿。处方：生黄芪30g，当归10g，丹参30g，丹皮30g，赤芍30g，灵芝15g，枳实 10g，熟军 10g，猪苓 30g，茯苓 30g，太子参 30g。14 副，水煎服。

复诊：2012 年 12 月 14 日。患者偶有心慌、腰部不适，纳眠可，双下肢轻度水肿，小便黄，时有泡沫，大便调，舌暗边有齿痕，苔薄黄，脉沉弱。血压波动于 130～140/80～90mmHg。尿常规：尿蛋白（＋），尿潜血（＋）。肾功：血肌酐 284μmol/L，尿素氮 10.1mmol/L。患者湿浊夹瘀之象明显，故加泽兰 30g、红花 10g、桃仁 10g，14 副，水煎服。

三诊：2013 年 1 月 25 日。患者双下肢水肿明显减轻，腰部无不适，偶有心慌，纳眠可，小便黄，时有泡沫，夜尿 2～3 次，大便调，舌暗边有齿痕，苔薄黄，脉沉弱。尿常规：尿蛋白（－），尿潜血（＋）。肾功：血肌酐 196μmol/L，尿素氮 9.62mmol/L。

前方加减，服药至今，患者病情平稳。

2. 鬼箭羽、川牛膝——活络膝茅饮

【药物组成】
鬼箭羽、川牛膝

【单药功用】

鬼箭羽，始载于《日华子本草》，为卫矛科卫矛属植物卫矛的带翅嫩枝或枝翅，又叫卫矛，味辛、苦，性寒，归肝经，功效为破血通经，解毒消肿，杀虫。《药性论》记载："破陈血，落胎，主中恶腰腹痛。"可用于癥瘕积块，心腹疼痛，闭经，痛经，崩中漏下，产后瘀滞腹痛，恶露不下，疝气，历节痹痛，疮肿，跌打伤痛，虫积腹痛。

现代药理研究：鬼箭羽具有降血糖、调血脂、降血压、延缓动脉粥样硬化、中枢镇痛、抗肿瘤、抗炎及抗氧化作用。

川牛膝，出自《神农本草经》，为苋科植物川牛膝的根，味苦甘酸，性平，功效为活血通经，补肝肾，强筋骨，利水通淋，引火下行。《神农本草经》记载："主寒湿痿痹，四肢拘挛，膝痛不可屈伸，逐血气，伤热火烂。"

本品既能活血祛瘀，又能补益肝肾，强筋健骨，兼能祛除风湿，若与苍术、黄柏同用，可治湿热成痿，足膝痿软，如三妙丸。

本品行善下行，既能利水通淋，又能活血祛瘀，治热淋、血淋，常配车前子、滑石用，如牛膝汤；治水肿，小便不利，常配生地黄、泽泻，如加味肾气丸。

现代药理研究：川牛膝具有抗炎、镇痛、提高机体免疫功能之作用。

【配伍功用】

鬼箭羽、川牛膝味苦，皆入肝经，走于血分。鬼箭羽破血通经；川牛膝性善下行，长于活血通经，其活血祛瘀中有疏利降泄的特点，并能引血下行。二者合用，活血祛瘀，补益肝肾，增强了清热散结之功效。

【用法用量】

用量一般可掌握在鬼箭羽 10～30g、川牛膝 10～30g。入汤剂，水煎服。

【临床主治】

主治糖尿病肾病。二者配伍既可降血糖，又可改善肾脏血流量，缓消肾络微型癥瘕。

【吕氏医案】

祁某某，男，40 岁。初诊：2011 年 3 月。主诉：发现血糖升高 11 个月。现病史：患者于 2011

年 3 月发现体重减轻 5kg，就诊于当地医院，住院期间空腹血糖：16.0mmol/L，餐后 2 小时血糖：22.8 mmol/L，经综合治疗血糖水平控制尚可，现求调理来我门诊。

刻下症：肩痛，皮肤色斑，余无明显不适，大便一日 3 次，小便调，舌暗红有裂纹，脉弦数。中医诊断：消渴病（肝肾不足，血脉不活）。西医诊断：糖尿病。治法：补益肝肾，活血化瘀。处方：狗脊 10g，川断 10g，川牛膝 30g，丹参 30g，生黄芪 30g，当归 10g，猪苓 30g，鬼箭羽 30g，黄连 10g，生薏仁 30g。28 副，水煎服。

3. 桃仁、红花、川芎、当归——桃红活血汤

【药物组成】
桃仁、红花、川芎、当归

【单药功用】

桃仁，出自《神农本草经》，为蔷薇科植物桃或山桃的干燥成熟种子，味苦性平，有小毒，归心、肝、大肠经，功效为活血祛瘀，润肠通便，止咳平喘。《珍珠囊》记载："治血结、血秘、血燥，通润

大便，破蓄血。"本品味苦，直入心肝血分，善泄血滞，祛瘀力强，又称破血药，为治疗多种瘀血阻滞病证的常用药。治瘀血经闭、痛经，常与红花相须为用，并配伍当归、川芎、赤芍等，如桃红四物汤；治瘀血日久之癥瘕痞块，常配伍桂枝、丹皮、赤芍等药；如桂枝茯苓丸，或配三棱、莪术等药，若瘀滞较重，须破血逐瘀，可配伍大黄、芒硝、桂枝等药用，如桃核承气汤。

现代药理研究：桃仁可清除体内自由基、抗炎、提高机体体液免疫功能、抗菌作用、抗血栓、抗凝血、预防心肌梗死和肝纤维化。

红花，出自《新修本草》，为菊科植物红花的干燥花，性辛温，归心、肝经，功效为活血通经，祛瘀止痛。《新修本草》记载："治口噤不语，血结，产后诸疾。"《本草汇言》记载："红花，破血、行血、和血、调血之药也。"本品辛散温通，为活血祛瘀、通经止痛之要药，是妇科血瘀病证的常用药，常与当归、川芎、桃仁等相须为用。本品能活血通经，祛瘀消癥，可治疗癥瘕积聚，常配伍三棱、莪术、香附等药。

现代药理研究：红花黄色素为红花主要水溶性成分，是红花的主要活性成分，有抗心肌缺血、抗氧化、抗凝血、抗血栓作用，以及对神经系统的保护作用、免疫系统的抑制作用。

川芎，出自《神农本草经》，为伞形科植物川芎的干燥根茎，性辛温，归肝、胆、心包经，功效为活血止行气，祛风止痛。《神农本草经》记载："主中风入脑头痛、寒痹，筋脉缓急，金创，妇人血闭无子。"

本品辛散温通，既能活血化瘀，又能行气止痛，为"血中气药"，具有通达气血功效，故治气滞血瘀之胸胁、腹部疼痛，如肝血瘀阻，积聚痞块，胸胁刺痛，多与桃仁、红花等同用，如血府逐瘀汤。

本品善"下调经水，中开郁结"，为妇科要药，能活血调经，可用于治疗多种妇产科疾病。本品能"上行头目"，祛风止痛，为治头痛要药。

现代药理研究：川芎具有抑制血小板聚集、改善微循环、抗自由基的作用；川芎嗪能够显著增加肾血流量，延缓慢性肾损害。

当归，出自《神农本草经》，为伞形科植物当归的根，味甘，性辛温，归肝、心、脾经，功效为补血调经，活血止痛，润肠通便。《本草纲目》记载"治头痛，心腹诸痛，润肠胃、筋骨、皮肤，治痈疽，排脓止痛，和血补血。"

本品甘温质润，长于补血，为补血之圣药。若气血两虚，常配黄芪、人参补气生血，如当归补血汤、人参养荣汤。

本品辛行温通，为活血行瘀之要药。本品补血活血、散寒止痛，配桂枝、芍药、生姜等同用，治疗血虚血瘀寒凝之腹痛，如当归生姜羊肉汤；本品活血止痛，与乳香、没药、红花等同用。

现代药理研究：当归具有抗血小板聚集、抗炎、增强机体免疫功能、清除氧自由基、抗脂质过氧化、抗缺氧作用，以及对肾缺血具有保护作用。

【配伍功用】

桃仁、红花、川芎、当归皆善活血化瘀，归肝经入血分。桃仁味苦甘性平，苦能泄降以破瘀，甘能和畅气血以生新，质重而降，偏善走下焦，长于破脏腑瘀血；红花味辛性温，质轻上浮，走外达上，通经络长于祛在经、在上之瘀血；川芎辛温走窜，走而不守，能上行巅顶，下达血海，外彻皮毛，旁通四肢，为血中气药；当归性柔而润，甘温和血，辛温散寒，活血而不伤血，为血中气药。红花偏于升散，桃仁偏于降收，川芎以行气为主，当归以养血为要，四药相须为用，扬长避短，气血兼顾，活血逐瘀之力大增，入心可散血中之滞，入肝可理血中之壅，养血调经、散瘀止痛之力增强。

【用法用量】

用量一般可掌握在桃仁 10～15g，红花 10～15g，川芎 10～15g，当归 10～15g。入汤剂，水煎服。

【临床主治】

主治慢性肾炎证属血脉瘀滞。症见腰部酸痛或刺痛，四肢麻木，夜间加重，舌质色暗红，舌瘀斑点，或舌下系带青紫，口唇色暗。吕老常用此小药方，以活血化瘀。

【吕氏医案】

刘某某，女，43 岁。初诊：2013 年 6 月 24 日。主诉：发现尿潜血、尿蛋白 2 个月。现病史：患者 2 个月前家中自测血压 150/100mmHg，于当地医院查尿常规：尿潜血（＋＋），尿蛋白（＋＋），诊断为：慢性肾炎。于安贞医院就诊，建议行肾穿刺，予代文口服，患者未行肾穿。后服中药治疗，症状及尿常规未见好转，自行停药。

刻下症：乏力腰痛，怕冷，晨起眼睑偶有水肿，头痛，牙痛，纳眠可，大便日一行，不成形，小便调，舌暗红边有齿痕，苔薄白，脉沉细。尿常规：尿潜血（＋＋＋），尿蛋白（＋＋），24小时尿蛋白定量：1.052g。相位差镜检红细胞：红细胞15～25/高倍视野，大小不一，变形率100％。诊断：慢肾风（气阴两虚，瘀血阻滞）。治法：益气养阴，活血化瘀。处方：生黄芪50g，当归10g，丹参20g，丹皮15g，赤芍15g，川芎10g，红花10g，桃仁6g，太子参20g，猪苓30g，茯苓30g，女贞子30g，旱莲草30g。14副，水煎服。

复诊：2013年7月29日。乏力减轻，腰酸时痛，恶寒，遇风头痛，双手腕关节酸痛，无双下肢水肿，月经规律色暗，纳眠可，大便溏，舌暗红边有齿痕，苔薄白，脉沉细。尿常规：尿潜血（＋＋＋），尿蛋白（＋＋），红细胞12.32/高倍视野。处方：生黄芪60g，当归10g，川牛膝30g，丹参30g，川芎 15g，猪苓 30g，茯苓 30g，沙参 30g，灵芝 30g，红景天 10g，太子参 20g，蛇舌草 30g，刘寄奴 10g 。14 副，水煎服。

前方加减，服药至今，患者病情平稳。

4. 黄芪、当归、三七——益气活血汤

【药物组成】

黄芪、当归、三七

【单药功用】

黄芪，出自《神农本草经》，为豆科植物蒙古黄芪或膜荚黄芪的根，味甘，性微温，归脾、肺经，功效为补气健脾，升阳举陷，益卫固表，利水消肿，托毒生肌。《医学衷中参西录》记载"能补气，兼能升气，善治胸中大气下陷。"本品甘温，善入脾胃，为补中益气要药。若脾虚水湿失运，以致浮肿尿少者，本品既能补脾益气，又能利水消肿，标本兼治，为治气虚水肿之要药，常与白术、茯苓等利水消肿之品配伍；本品又能补气生血，治血虚证亦常与补血药配伍，如当归补血汤；脾肺气虚之人往往卫气不固，本品补脾肺之气，益气固表，宜于白术、防

风等品同用，如玉屏风散。

现代药理研究：黄芪具有清除自由基，降低尿蛋白，抗纤维化、抗氧化、增强机体免疫功能作用，可改善肾小球高灌注、高滤过状态，改善、修复足细胞。

当归，出自《神农本草经》，为伞形科植物当归的根，味辛甘，性温，归肝、心、脾经，功效为补血调经，活血止痛，润肠通便。《神农本草经》记载："主咳逆上气。"《本草纲目》记载："治头痛，心腹诸痛，润肠胃、筋骨、皮肤，治痈疽，排脓止痛，和血补血。"

本品甘温质润，长于补血，为补血之圣药。若气血两虚，常配黄芪、人参，补气生血，如当归补血汤、人参养荣汤；若血虚萎黄、心悸失眠，常与熟地黄、白芍、川芎配伍，如四物汤。

本品辛行温通，为活血化瘀之要药。治疗血虚血瘀之寒凝腹痛，如当归生姜羊肉汤。

本品活血止痛，与乳香、没药、桃仁等同用，治疗跌打损伤，瘀血作痛，如复元活血汤。

三七，出自《神农本草经》，为五加科植物三七的干燥根，味甘、微苦，性温，归肝、胃经，功效为化瘀止痛，活血定痛。《本草纲目》记载："三七止血，散血，定痛。"《本草纲目新编》记载："三七根，止血之神药也。无论上、中、下之血，凡有外越者，一味独用亦效，加入于补气补血药中则更神。盖止药得补而无沸腾之患，补药得止而有安静之休也。"本品入肝经血分，功善止血，又能化瘀生新，有止血不留瘀，化瘀不伤正的特点，对人体内外各种出血，无论有无瘀滞，均可应用。另外，本品具有补虚强壮的作用。

现代药理研究：三七具有止血、抗血栓、促进造血、降压、减慢心率、镇痛、抗炎、抗衰老、提高机体免疫力等作用。其中，三七皂苷具有抗肾间质、肾小球纤维化作用。

【配伍功用】

黄芪长于补气，气旺以生血；当归味甘而重，专能补血，气轻而辛，又能行血，补中有动，行中有补，为血中气药；三七苦甘性温，祛瘀止血，有止血不留瘀的特点。三者配伍，血旺能载气，气足能生血，活血不留瘀，共奏益气补血活血之功。

【用法用量】

用量一般可掌握在黄芪 30～60g，当归 15～30g、三七 3～6g。入汤剂，水煎服。

【临床主治】

主治慢性肾炎证属气虚血瘀者。症见疲乏无力，头晕目眩，面色萎黄，肢体麻木，腰刺痛。吕老常用此小药方，以达行气补血活血之功。

【吕氏医案】

翟某某，女，62 岁。初诊：2013 年 8 月 25 日。主诉：发现血肌酐升高半年余。现病史：患者于 2013 年 1 月因高血压就诊于人民医院，查生化：血肌酐：387μmol/L，尿素氮：18.21mmol/L，予尿毒清、开同、罗盖全等药物治疗，肌酐未见明显下降，后改用金水宝、包醛氧淀粉胶囊治疗，肌酐逐渐升高至 437μmol/L，特来就诊。

刻下症：乏力，时有腰酸、腹胀，多矢气，头顶嗡嗡响，纳眠可，大便 2～3/日，质软，夜尿 2 次，舌淡暗苔薄黄，脉弦细。既往史：高血压病史 1 年，现服波依定、倍他乐克，血压波动于 124～136/72mmHg。尿常规：尿蛋白（＋＋）；血常规：红细胞 2.74×10^{12}/L，血红蛋白 87g/L，生化：血肌酐 549μmol/L，尿素氮 19.26mmol/L。2013 年 8 月超声示：右肾 7.4 厘米×3.1 厘米×3.3 厘米，皮质 0.5 厘米，左肾 7.6 厘米×3.5 厘米×3.3 厘米，皮质 0.9 厘米，囊肿 3.0 厘米×2.8 厘米。中医诊断：慢性肾功能衰竭（气血阴阳俱虚，血脉不活）。西医诊断：①慢性肾功能不全Ⅳ期；②高尿酸血症；③高血压。处方：太子参 30g，丹参 30g，丹皮 30g，赤芍 30g，生芪 60g，当归 10g，枳实 10g，熟军 10g，灵芝 10g，红景天 10g，川芎 10g，北沙参 30g，三七 6g。14 副，水煎服。

复诊：2013 年 9 月 8 日。仍腰酸乏力，腹胀，多矢气，头中嗡嗡响，纳一般，眠浅，尿量 1800ml/24 小时左右，夜尿 2 次，大便 1～2 次/日，不成形，有不畅感，舌胖质红苔黄腻，脉滑。血常规：红细胞 2.78×10^{12}/L，血红蛋白 92g/L。生化：血肌酐 443μmol/L，尿酸 564μmol/L，尿素氮 19.54mmol/L。处方：上方加广郁金 10g、土茯苓 30g。14 副，水煎服。

前方加减，服药至今，患者病情平稳。

5. 枳实、丹皮、丹参——枳实二丹汤

【药物组成】

枳实、丹皮、丹参

【单药功用】

枳实，出自《神农本草经》，为芸香科植物酸橙及其栽培变种或甜橙的干燥幼果，味苦辛酸，性温，归脾、胃、大肠经，功效为破气消积，化痰除痞。《神农本草经》记载："主大风在皮肤中如麻豆苦痒，除寒热结，止痢，长肌肉，利五脏，益气轻身。"本品辛行苦降，善破气除痞、消食导滞。如胃肠积滞，热结便秘，可与大黄、芒硝、厚朴等同用，如大承气汤；行气化痰以消痞，破气出满而止痛，治胸阳不振，痰阻胸痹之胸中满闷、疼痛，多与薤白、桂枝、瓜蒌等同用，如枳实薤白桂枝汤；治疗痰热结胸，可与黄连、瓜蒌、半夏同用，如小陷胸加枳实汤。

现代药理研究：枳实能缓解小肠痉挛，可使胃肠道收缩节律增加，可增加冠脉、脑、肾血流量，降低脑、肾血管阻力。

丹皮，出自《神农本草经》，为毛茛科植物牡丹的干燥根皮，味苦辛，性微寒，归心、肝、肾经，功效为清热凉血，活血化瘀。《神农本草经》记载："除坚癥瘀血留舍肠胃，安脏，疗痈疮。"

本品苦寒，入心肝血分，善能清营分、血分实热。治温病热入营血，破血妄行所致发斑、吐血，可配水牛角、生地、赤芍等药，治血热吐衄，可配伍大黄、大蓟、茜草根等药，如十灰散；若治阴虚血热吐衄，可配伍生地、栀子等药，如滋水清肝饮。

本品入血分而善于清透阴分伏热，为治无骨蒸之要药，常配伍鳖甲、知母、生地黄等药，如青蒿鳖甲汤。

本品辛行苦泄，有活血祛瘀之功，治血滞经闭、痛经，可配伍桃仁、川芎、桂枝等药用，如桂枝茯苓丸。

现代药理研究：丹皮具有抗凝、抗菌消炎、调节机体免疫功能、抗动脉粥样硬化的作用。丹皮酚有利尿作用，还可以减轻肾缺血再灌注引起的损伤。

丹参，出自《神农本草经》，为唇形科植物丹参的干燥根及根茎，味苦，性微寒，归心、心包、肝经，功效为活血调经，祛瘀止痛，活血消痈，除烦安神。《本草纲目》记载："能破宿血，补新血。"《妇科明理论》记载："一味丹参散，功同四物汤"之说。丹参功善活血化瘀，性微寒而缓，能祛瘀生新而不伤正，善通行血脉，祛瘀止痛，广泛用于各种瘀阻之胸痹心痛，脘腹疼痛，可与砂仁、檀香配伍，如丹参饮；治癥瘕积聚，可与三棱、莪术等药配伍；治跌打损伤，肢体瘀血作痛，常与当归、乳香、没药等配伍，如活络效灵丹；治风湿痹证，可配伍防风、秦艽等祛风除湿药。本品入心经，既可清热凉血，又可除烦安神，即能活血又能养血以安神定志。

现代药理研究：丹参对肾缺血再灌注损伤有一定的保护作用，可延缓糖尿病肾病进展，可延缓肾间质纤维化，可改善肾病综合征的高凝状态；通过清除体内过多氧自由基，减少炎性细胞浸润，改善肾小球基底膜通透性，减轻肾小球系膜基质积聚，防止肾小球硬化，进而减少尿蛋白丢失，使血浆白蛋白上升；可改善诱导性肾功能衰竭和大鼠的尿毒症症状，促进肾功能恢复。

【配伍功用】

枳实辛行苦降，以破气消积为主，苦能燥湿，气行则痰化，为中焦脾胃气分之要药。丹参、丹皮皆味苦性微寒，归肝经，入肝经血分，善活血化瘀、清血分实热、泄肝热。丹参善于活血化瘀，祛瘀生新，活血而不伤血，又归心经，可安神除烦。丹皮长于凉血散瘀，清透阴分伏火。三者相配，气血同调，共奏行气活血、凉血清热之功。

【用法用量】

用量一般可掌握在枳实 15～30g，丹参 15～30g，丹皮 15～30g。入汤剂水煎服。

【临床主治】

主治慢性肾炎证属气滞血瘀偏热。症见烦躁易怒，口苦口干，胸胁胀满，善太息，腰部酸痛或刺痛，夜间加重，舌质暗红有瘀斑，小便色黄，大便干。吕老常用此小药方，以达行气活血凉血之功。

【吕氏医案】

安某，男，30 岁。初诊：2013 年 2 月 19 日。主诉：发现血肌酐升高 5 年余。病史：患者于 2008 年体检时发现血肌酐 270μmol/L，尿蛋白（＋＋），经西医治疗，效果不佳，特来就诊。

刻下症：偶有腰酸痛，乏力，心慌，无眼睑及双下肢水肿，纳眠可，二便调，舌质暗苔薄黄，边有齿痕，脉沉细不齐。辅助检查：血常规：红细胞 4.2×10^{12}，血红蛋白 126g/L；尿常规：尿蛋白（＋＋），尿潜血（＋＋）；肾功能：尿素氮 24.7mmol/L，血肌酐 547.2μmol/L，尿酸 533.3μmol/L。超声：双肾体积缩小，结构模糊，双肾弥漫性病变。中医诊断：慢性肾功能衰竭（肝肾亏虚，瘀血阻络）。西医诊断：慢性肾功能不全。处方：狗脊 10g，川牛膝 30g，生杜仲 15g，丹参 30g，丹皮 20g，赤芍 20g，草决明子 30g，白果 10g，枳实 10g，熟军 15g。14 副，水煎服。

二诊：2013 年 3 月 4 日。无腰酸，乏力明显，双下肢无力，活动后偶有气喘，心慌，双眼睑浮肿，纳眠可，小便多泡沫，色不深，大便时干时溏，舌淡红边有齿痕，苔薄白，脉沉细。继服上方。

三诊：2013 年 3 月 19 日。仍乏力明显，眼睑轻度水肿，口干思饮，纳眠可，二便调，舌淡红齿痕明显，苔薄白，脉沉细。血常规：红细胞 4.01×10^{12}，血红蛋白 119g/L；尿常规：尿蛋白（＋＋），潜血（＋）；肾功能：尿素氮 17.5mmol/L，血肌酐 485μmol/L，尿酸 492μmol/L。患者气血不足明显，在上方基础上加太子参 30g、生黄芪 30g、当归 10g。

前方加减，服药至今，患者病情平稳。

6. 枳实、水红花子——枳实红花汤

【药物组成】

枳实、水红花子

【单药功用】

枳实，出自《神农本草经》，为芸香科植物酸橙及其栽培变种或甜橙的干燥幼果，味苦辛酸，性温，归脾、胃、大肠经，功效为破气消积，化痰除痞。《神农本草经》记载："主大风在皮肤中如麻豆苦痒，除寒热结，止痢，长肌肉，利五脏，益气轻身。"本品辛行苦降，善破气除痞，消食导滞，如胃肠积滞，热结便秘，可与大黄、芒硝、厚朴等同用，如大承气汤；行气化痰以消痞，破气出满而止痛，治胸阳不振，痰阻胸痹之胸中满闷、疼痛，多与薤白、桂枝、瓜蒌等同用，如枳实薤白桂枝汤；治疗痰热结

胸，可与黄连、瓜蒌、半夏同用，如小陷胸加枳实汤。

现代药理研究：枳实能缓解小肠痉挛，可使胃肠道收缩节律增加，可增加冠脉、脑、肾血流量，降低脑、肾血管阻力。

水红花子，出自《名医别录》，为蓼科植物红蓼干燥成熟果实，味咸，性微寒。归肝、胃经，功效为散血消癥，消积止痛，利水消肿。《名医别录》记载："主消渴，去热，明目，益气。"《滇南本草》记载："破血，治小儿痞块积聚，消年深坚积，疗妇人石痛症。"用于癥瘕痞块，瘿瘤，食积不消，胃脘胀痛，水肿腹水。

现代药理研究：水红花子具有抗肿瘤、抑菌、利尿、提高免疫、抗氧化作用。

【配伍功用】

枳实辛行苦降，以破气消积为主，苦能燥湿，气行则痰化，为中焦脾胃气分之要药；水红花子咸能软坚，以破血消积为主，偏于血分。两者配伍，一药破气为主，一药破血为先，气行则血行，气行血畅，癥瘕得消，两者相须为用，气血兼顾，破血行气之力大增。

【用量用法】

用量一般可掌握在枳实 10～15g，水红花子 10～15g。入汤剂，水煎服。

【临床主治】

主治慢性肾炎证属气滞血瘀夹痰湿。症见面色黧黑，急躁易怒，胸胁痞满，腰部刺痛，肢体困重麻木，纳呆呕吐，舌质暗有瘀斑。吕老常用此小药方，以达破血行气化痰之功。

【吕氏医案】

滕某某，男。初诊：2013 年 6 月 21 日。主诉：发现血肌酐升高 1 年。现病史：患者于 2 年前发现蛋白尿，未予重视，2012 年 7 月体检发现血肌酐 140μmol/L，就诊于友谊医院，予保肾康、开同、黄葵胶囊等治疗，血肌酐无明显下降，后于协和医院诊治，建议停用上述药物，未予治疗。

刻下症：眠差，入睡困难，醒后难以入睡，多梦，腰部怕冷，余无明显不适，纳可，大便日一行，质可，夜尿 1～3 次，舌红苔薄白，脉弦。既往史：糖尿病病史 2 年，高血压病史 2 年。辅助检查：24

小时尿蛋白定量 0.43g。肾功：血肌酐 124μmol/L，尿素氮 7.53 mmol/L。血糖 6.5 mmol/L。中医诊断：慢性肾功能衰竭（湿热内扰，瘀血阻滞）。西医诊断：慢性肾功能不全。治法：清热利湿 活血化瘀。处方：茵陈 30g，炒山栀 10g，丹参 30g，赤芍 30g，水红花子 10g，丹皮 30g，猪苓 30g，茯苓 30g，川芎 15g。14 副，水煎服。

复诊：2013 年 7 月 8 日。仍入睡困难，易醒，夜尿 1～3 次，余无明显不适，大便 1～2 天一行，质软，舌暗红苔薄白，脉弦。处方：上方加枳实 10g、熟军 10g、14 副，水煎服。

三诊：2013 年 7 月 29 日。恶寒好转，小便时有泡沫，双下肢轻度水肿，入睡困难，易醒，夜尿 2～3 次，大便每日 1～2 次，舌暗红苔薄白，脉弦滑。肾功：血肌酐 121μmol/L，尿素氮 5.83 mmol/L，尿酸 309μmol/L。处方：太子参 30g，丹参 30g，赤芍 20g，丹皮 20g，水红花子 10g，泽兰 20g，枳实 10g，熟军 10g，川牛膝 30g。14 副，水煎服。

前方加减，服药至今，患者病情平稳。

7. 丹参、丹皮、赤芍——活血丹芍汤

【药物组成】

丹参、丹皮、赤芍

【单药功用】

丹参，出自《神农本草经》，为唇形科植物丹参的干燥根及根茎，性苦微寒，归心、心包、肝经，功效为活血调经，祛瘀止痛，活血消痈，除烦安神。《本草纲目》记载："能破宿血，补新血。"《妇科明理论》记载："一味丹参散，功同四物汤"之说。丹参功善活血化瘀，性微寒而缓，能祛瘀生新而不伤正，善通行血脉，祛瘀止痛，广泛用于各种瘀阻之胸痹心痛，脘腹疼痛，可与砂仁、檀香相配伍，如丹参饮；之癥瘕积聚，可与三棱、莪术等药配伍；治跌打损伤，肢体瘀血作痛，常与当归、乳香、没药等同用，如活络效灵丹；治风湿痹证，可配伍防风、秦艽等祛风除湿药。本品入心经，既可清热凉血，又可除烦安神。

现代药理研究：丹参对肾缺血再灌注损伤有一定的保护作用，可延缓糖尿病肾病进展，可延缓肾

间质纤维化，可改善肾病综合征的高凝状态；通过清除体内过多氧自由基，减少炎性细胞浸润，改善肾小球基底膜通透性，减轻肾小球系膜基质积聚；防止肾小球硬化而减少尿蛋白丢失，使血浆白蛋白上升；可改善诱导性肾功能衰竭和大鼠的尿毒症症状，促进肾功能恢复。

丹皮，出自《神农本草经》，为毛茛科植物牡丹的干燥根皮，味苦辛，性微寒，归心、肝、肾经，功效记载：清热凉血，活血化瘀。《神农本草经》记载："除坚癥瘀血留舍肠胃，安脏，疗痈疮。"

本品苦寒，入心肝血分，善能清营分、血分实热，治温病热入营血，迫血妄行所致发斑、吐血，可配水牛角、生地、赤芍等药；治血热吐衄，可配伍大黄、大蓟、茜草根等药，如十灰散；若治阴虚血热吐衄，可配生地、栀子等药用，如滋水清肝饮。

本品性味苦辛寒，入血分而善于清透阴分伏热，为治无骨蒸之要药，常配伍鳖甲、知母、生地黄等药，如青蒿鳖甲汤。

本品辛行苦泄，有活血祛瘀之功，治血滞经闭、痛经，可配伍桃仁、川芎、桂枝等药用，如桂枝茯苓丸。

现代药理研究：丹皮具有抗凝、抗菌消炎、调节机体免疫功、抗动脉粥样硬化作用。丹皮酚有利尿作用，还可以减轻肾缺血再灌注引起的损伤。

赤芍，出自《开宝本草》，为毛茛科植物赤芍或川赤芍的干燥根，味苦，性微寒，归肝经，功效为清热凉血，散瘀止痛。《神农本草经》记载："主邪气腹痛，除血痹，破坚积，寒热疝瘕，止痛，利小便。"

本品苦寒入肝经血分，善清泻肝火，泻血分郁热而奏凉血、止血之功，治疗血热吐衄，可配生地黄、大黄、白茅根等药用。

本品苦寒入肝经而清肝火，若配荆芥、薄荷、黄芩等药用，可治用肝经风热目赤肿痛、羞明多眵，如芍药清肝散。

本品苦寒入肝经血分，有活血散瘀止痛之功，治血滞经闭、痛经、癥瘕腹痛，可配伍当归、川芎、延胡索等药用，如少腹逐瘀汤。

现代药理研究：赤芍具有抗凝血、抗血栓、抗内毒素、抗炎、抗变态反应、改善微循环、清除活性氧自由基的作用，以及对心脑肾缺血性损伤有保护作用。

【配伍功用】

丹参、赤芍、丹皮皆味苦，性微寒，归肝经，入肝经血分，善活血化瘀，清血分实热，泄肝热。丹参善于活血化瘀，祛瘀生新，活血而不伤血，又归心经，可安神除烦；赤芍专入肝经，善于活血化瘀止痛；丹皮长于凉血散瘀，清透阴分伏火。三者同气相求，相须为用，共奏凉血活血、祛瘀生新、清透邪热之功。

【用量用法】

用量一般可掌握在丹参 15～30g，丹皮 15～30g，赤芍 15～30g。入汤剂，水煎服。

【临床主治】

主治慢性肾炎证属血热瘀阻。症见腰部酸痛或刺痛，夜间加重，舌质暗红有瘀斑，或舌下系带青紫，口唇色暗，小便色黄，大便干，脉滑数者。吕老常用此小药方，以达活血祛瘀止痛凉血之功。

【吕氏医案】

杨某，女，35 岁。初诊：2012 年 7 月 16 日。

主诉：间断水肿 1 年余。病史：患者 1 年前无明显诱因出现双下肢水肿，劳累后加重，未予重视，2012 年 3 月 2 日查 24 小时尿蛋白定量为 3.4g，就诊于当地医院，口服海昆肾喜、黄葵胶囊等，未明显改善，2012 年 5 月 8 日查 24 小时尿蛋白定量为 2.8g，于当地住院治疗（具体治疗不详），症状好转出院，2012 年 7 月 12 日查 24 小时尿蛋白定量为 2.42g，特来就诊。

刻下症：劳累后双下肢水肿，心悸，纳眠可，二便调，舌暗红少津，苔薄白微腻，脉弦细。既往高血压病史半年。辅助检查：24 小时尿蛋白量定量 2.42g，总蛋白 81.4g/L，白蛋白 47.5 g/L，血肌酐 68.8μmol/L，尿素氮 6.19 mmol/L，尿酸 379μmol/L。中医诊断：慢肾风（血热瘀阻，水湿内停）。西医诊断：慢性肾炎。治法：清热凉血，活血利水。处方：茵陈 30g，炒栀子 10g，丹参 30g，丹皮 30g，赤芍 30g，猪苓 30g，茯苓 30g，芡实 10g，半枝莲 30g，车前子 30g（包），生薏仁 30g，甘草 10g。14 副，水煎服。

二诊：2012 年 8 月 6 日。双下肢水肿较前明显好转，无心悸，余无明显不适，舌质淡红，苔薄白，脉弦。辅助检查：24 小时尿蛋白定量 1.87g，在上方基础上加泽兰 30g，以加强活血利水之功。

前方加减，服药至今，患者病情平稳。

8. 枳实、枳壳——二枳化滞散

【药物组成】

枳实、枳壳

【单药功用】

枳实，味苦、辛、微酸，性微温。入脾、胃经。苦寒降气，长于破滞气、行痰湿、消积滞、除痞塞，为脾胃气分之药。主要用于治疗积滞内停、气机受阻、脾失健运、水湿痰饮为患，症见胸胁胀痛、心下痞满、食欲不振、大便不调、甚则便秘，以及泻痢、后重等。

枳壳，味辛、苦、性微温。入脾、胃经。本品辛散苦降，善走肺胃气分，功专下气开胸、利肺开胃、行气消胀、宽胸快膈，可用于治疗胸膈皮毛之疾，脾胃心腹之病，如咳嗽胸满、胁肋胀痛、脘腹痞闷、腹痛、食欲不振、大便不调等症。

【配伍功用】

枳实、枳壳本为一物，枳实取于幼果，枳壳取于将熟之果，二者皆有行气散结、行痰消痞功效，然此两味所主病位有高下之分，药力有缓峻之别。枳实主入脾胃，破气作用较强，能消积除痞，导滞通便；枳壳主入脾肺，作用较为缓和，以行气宽中除胀为主。枳实破气消积，泻痰除痞；枳壳理气消胀，开胸快膈。枳实性烈，枳壳性缓。枳实性沉，枳壳性浮。枳实主下，枳壳主上。枳壳行气于胸，枳实行气于腹。明代李士材总结二者功效，指出"东垣分枳壳治高，枳实治下；好古分枳壳治气，枳实治血"。所以，二药相合，相须配对，直通上下，胸腹并治，气血双调，宣通气机、消积化滞之力倍增，行气消胀、消痞除满之功益彰。气行则痞满除，气顺则胀痛止，气下则痰喘止，气利则后重除，所以，此药对凡三焦气机壅实之证皆可随证选用。

【用法用量】

常用炒枳实、枳壳，用量一般可掌握在枳实6～9g，枳壳 6～9g。入汤剂，水煎服。

【临床主治】

临床主要常用于治疗多种气滞证,如枳实、枳壳入四逆散加减方。配合柴胡、芍药、香附等可疏肝理气,临床常用于糖尿病性胃轻瘫、糖尿病伴脂肪肝、女性糖尿病患者伴经前紧张综合征、月经不调以及糖尿病和慢性肾脏病有抑郁倾向的患者,后者常表现为性喜抑郁、胸胁满闷、胀痛、脘腹与少腹胀满、乳房胀痛、善太息、嗳气、舌苔边多浊沫、脉弦者。枳实、枳壳入香苏散加减方,配合陈皮、木香、苏梗等可调中理气,临床常用于慢性胃炎、糖尿病植物神经病变胃肠蠕动功能减弱、糖尿病性胃轻瘫患者,表现为脘腹胀满、痞塞满闷(食后尤甚),嗳气、大便不畅、恶心甚或呕吐、舌苔腻者。枳实、枳壳入瓜蒌薤白半夏汤加减方,配合瓜蒌、苏梗、降香等可宽胸理气,常用于冠心病、糖尿病伴发冠心病患者,表现为心胸痞闷、或胸闷疼痛、发作与情绪波动有关、得太息稍舒、舌暗有瘀滞之象者。另外,对于脾胃气虚下陷之胃下垂、脱肛、肾下垂、子宫脱垂等脏器下垂者,也可随方加用枳实、枳壳治疗。

【吕氏医案】

朱某某，女，68岁，北京市时代文具公司职工。初诊：2003年9月6日。主诉：神疲乏力10年余，加重伴心悸呕逆半年。病史：1993年患者曾行嗜铬细胞瘤手术切除，有胰腺切除、胆石症胆囊切除手术史。其后陆续发现患有糖尿病（应用胰岛素控制血糖）、高血压病、冠心病、肾功能衰竭、心功能衰竭等多种疾病。

刻下症：心悸气短，胸闷腹胀，恶心，食欲不振，小便少，大便不畅。查体：血压140/90mmHg，心率96次/分，心律尚齐，各瓣膜听诊区未闻及病理性杂音，颜面虚浮，面色黄，舌质淡暗，有裂纹，苔薄白，脉象沉细。实验室检查：空腹血糖7.2mmol/L。中医诊断：心悸（心肾虚衰，气虚血瘀，气滞浊阻）。西医诊断：①糖尿病（其他型）；②高血压病1级；③冠心病；④慢性肾功能衰竭失代偿期；⑤慢性心功能衰竭；⑥嗜铬细胞瘤手术切除术后；⑦胰腺部分切除术后；⑧胆石症胆囊切除手术后。治法：补气活血，行气和胃，泄浊解毒。处方：苏梗10克，佛手10克，香橼10克，香附10

克，乌药 10 克，枳实 10 克，枳壳 10 克，丹皮 15 克，丹参 15 克，川牛膝 30 克，泽泻 30 克，泽兰 30 克，川芎 15 克，炙甘草 6 克，熟军 15 克。每日 1 副。

二诊：2003 年 9 月 12 日。服药 7 副，症状略减，仍腹胀尿少，大便欠通畅，舌淡暗，苔黄腻，脉沉细。在原方基础上加入益气养阴的药物。处方：生黄芪 30 克，当归 10 克，太子参 30 克，麦冬 10 克，丹皮 15 克，丹参 15 克，香橼 10 克，佛手 10 克，泽泻 30 克，泽兰 30 克，车前子 30 克（包煎），枳壳 10 克，枳实 10 克，酒大黄 15 克（后下），熟大黄 15 克。每日 1 副。

三诊：2003 年 10 月 11 日。坚持服用中药，病情日趋稳定，精神好，大便可，饮食睡眠转佳。医嘱继续应用中药治疗。

按：此老年慢性疾病患者，多种疾病同在，所以治疗左右掣肘。根据古人"病在上治上，病在下治下，上下交病治其中"的说法，治疗应重视调中焦。该例患者曾经多次手术，又患有糖尿病、高血压病、冠心病、肾功能衰竭、心功能衰竭等多种疾病，从西医角度分析，病情十分复杂。从中医病机分析，也是气血俱病，三焦同病，五脏皆受其累。所以，单治一脏很难取效。吕仁和教授在此选用苏梗、佛手、香橼、香附、乌药、枳实、枳壳等，从理气和胃入手，同时重视泄浊解毒治法，即"上下交病治其中"的意思。稍稍取效后，则及时调整治疗方案，而选用生黄芪、当归、太子参、麦冬等扶正固本的药物，即所谓"标本同治"之意。

9. 橘核、荔枝核——二核散

【药物组成】

橘核、荔枝核

【单药功用】

橘核，又名橘米、橘仁。味辛、苦，性平。入肝、肾经。既能行气散结，又能理气止痛，主要用于治疗小肠疝气，膀胱气痛，睾丸肿痛，腰痛，乳病初起等症。

荔枝核，又名荔仁，大荔核。味辛，性温，入肝、肾经。走肝经血分，以行血中之气，能祛寒散滞，行气止痛，可用于治疗肝经寒气凝滞引起的小肠疝气，睾丸肿痛以及胃脘疼痛，妇女气滞血瘀，少腹刺痛等症。

现代药理研究：可降低血糖，并使肝糖原含量显著降低。

【配伍功用】

橘核与荔枝核，二者同入肝、肾经，皆是行气散结的药物。橘核苦温，性沉降，入足厥阴肝经，功专行气、散结、止痛，偏入气分，善行肝中之结气，下肝中之逆气；荔枝核辛苦而温，偏入血分，善走肝经血分，功擅行气、散寒、止痛，善温散肝经之寒，而行血中之滞。两药相配，为相须配伍，专入肝经，可直达小腹，行气散结之力倍增。尤其适用于气机阻结，或兼寒凝，或兼血瘀所致之小肠疝气，阴囊、睾丸肿痛，妇女气滞血瘀，少腹刺痛，或腹内包块（慢性附件炎、卵巢囊肿、子宫肌瘤，输卵管积水等），妇女带下、乳腺增生等症。

此外，因二药相须为用，具有较强的理气散结止痛作用，所以历来被作为治疗寒疝气痛之专剂。从临床应用经验来看，对于疝气兼见阴囊冷痛、睾丸肿胀重坠者，几乎为必用之品。因其有理气降逆之功，所以对于肝郁气逆所致奔豚气，有时也有较好疗效。

【用量用法】

用量一般可掌握在橘核 12～15g，荔枝核 12～15g，入汤剂，水煎服。

【临床主治】

临床主要常用于治疗多种气结少腹之证。如橘核、荔枝核入四逆散加减方，配合柴胡、芍药、香附等可疏肝理气散结，临床常用于糖尿病性植物神经病变、女性糖尿病患者伴经前紧张综合征、月经不调、女性盆腔炎、糖尿病合并泌尿系感染和慢性肾脏病患者有抑郁倾向。后者表现为性喜抑郁，胸胁满闷、胀痛，少腹胀满疼痛，乳房胀痛，善太息，嗳气，舌暗有瘀滞之象者。其中，慢性泌尿系感染，久治不愈，脘腹胀满，少腹胀满疼痛，小便不畅，病情发作与情绪波动有关者，治疗用四逆散合橘核、荔枝核，还可随证加入生地榆、鱼腥草、白花蛇舌草等。对于泌尿系感染治疗不及时，遗留尿道刺激症状，临床表现为尿频、尿急、尿痛，少腹胀满或满痛的患者，随方加用橘核、荔枝核，常可取得良好疗效。

【吕氏医案】

孙某，女，52岁，河北省邯郸市中心医院职工。初诊：2000年6月20日。主因腰痛、尿频不爽、双下肢轻度浮肿半年余来诊。患者经中西医多方诊治，诊断为糖尿病、慢性泌尿系感染，长期服用西药口服降糖药和多种抗菌消炎药。既往有心脏病病史。

刻下症：腰膝酸痛无力，尿频不爽，双下肢轻度浮肿，伴见少腹胀满不适，甚为痛苦，口苦咽干，皮肤有时瘙痒，舌质暗红，苔白腻，脉象弦细。尿检高倍镜下白细胞10～15个，空腹血糖7.3mmol/L，餐后血糖8.1mmol/L。诊断：淋证（少阴肾虚，湿热阻滞，气机不利）。治法：补肾强腰，理气散结，清热利湿。处方：柴胡10g，黄芩9g，赤白芍各25g，枳壳6g，枳实6g，杜仲10g，川断10g，寄生15g，狗脊15g，金钱草25g，白花蛇舌草15g，土茯苓25g。30副，水煎服。

二诊：2000年7月20日。服药后尿频不爽、腿肿症状基本消失，少腹略有不适，仍述腰膝酸软，口苦咽干。舌质暗红，苔白腻，脉象沉细。尿检高倍镜下白细胞阴性，进一步治疗，加强补肾滋阴力量。处方：柴胡 12 g，黄芩 9 g，赤白芍各 25 g，枳壳 9 g，生地 25 g，天花粉 25 g，葛根 25 g，知母 15 g，玄参 25 g，荔枝核 15 g，橘核 15 g，鬼箭羽 15 g，木瓜 15 g，土茯苓 30 g，仙鹤草 30 g，炙甘草 6 g。30 副，水煎服。

三诊：2000 年 8 月 23 日。服药后精神状态良好，口苦咽干，瘙痒消失，舌暗，苔薄白，脉沉细。尿检白细胞阴性，血糖化验在正常范围。原方加丹参 15 g。30 副，水煎服。巩固疗效。

3 年后随访，血糖平稳，尿检持续阴性。

10. 香橼、佛手——香佛散

【药物组成】

香橼、佛手

【单药功用】

香橼，味辛、苦、酸，性温。入肝、肺、脾、经。功效为舒肝解郁，理气宽中，化痰消滞。可用于胸胁胀闷，脘腹胀痛，食后嗳气，恶心呕吐，噫气，痰多咳嗽等症。

佛手，味辛、苦、酸，性温。入肝、脾、胃、肺经。功效为舒肝解郁，宽中化痰，和胃止吐，行气止痛。可用于肝胃气滞所致的胸胁胀痛，胃脘痞满，食少呕吐，胸闷痰喘等。

【配伍功用】

香橼、佛手同入肝、肺、脾经，作用相近，皆能行气宽中。但香橼理气宽中、化痰之效略胜于佛手。而佛手清香之气略胜，止呕力稍强于香橼。两药配伍，为相须配对，功专理气止痛、醒脾开胃、化痰宽中，所以适合于肝胃气机郁滞所致的胸闷胃痛、食欲不振、呕吐、痰饮咳嗽、胸膈不利等症。

【用量用法】

用量一般可掌握在香橼 6～9g，佛手 6～9g。入汤剂，水煎服。

【临床主治】

临床主要常用于肝胃气滞和脾胃气滞证。香橼、佛手配合香附、苏梗、陈皮、枳壳等治疗糖尿病植物神经病变、糖尿病性胃轻瘫，症见脘腹痞满、胀痛、恶心、呕吐、腹胀等症状者，是肝胃同调之意。也常用于糖尿病性心脏病缺血性心绞痛或心功能不全，症见胸闷、脘腹胀满等症，有心胃同治之意。另外，还常配合大黄等，用于糖尿病肾病肾功能不全肾元虚衰，气化不行，湿浊邪毒内停，阻滞气机升降所致的腹满、食少、恶心、呕吐等，体现了和胃泄浊治疗大法。

总之，香橼、佛手两药，药性和平，尤其适合于气滞轻证，而对于气郁、气滞重证，则须配合陈皮、枳壳、木香、槟榔等理气药物。其实，因为此两味药性平和，与砂仁、蔻仁等相比，无温燥助火之弊，所以才适合以阴虚内热为基本病机的糖尿病及其并发症等慢性病患者长期服用。

【吕氏医案】

沈某，男，68岁，中国中医研究院离休干部。初诊：2000年9月16日。病史：患者无明显诱因出现心悸气短，活动后尤甚。心动图检查提示：快速心房纤颤。西医治疗半年余，无显效，而来我院。

刻下症：心悸气短，胸闷，腰腿酸痛，疲乏，咽干，大便不畅，数日一行，舌质暗，舌苔腻，脉三五不调。中医辨证：气阴两虚，湿热内郁，心脉瘀阻。治法：益气养阴，清热祛湿，活血通脉，理气宽胸。处方：太子参 15g，沙参 15 g，玄参 15 g，丹参 15 g，苦参 12 g，熟大黄 12 g，苏梗 6 g，香橼 6 g，佛手 6g，甘菘 10 g。每日 1 副，水煎服。

二诊：2000 年 9 月 28 日。服药后心悸气短明显减轻，大便每日 1 次，饮食睡眠情况良好。舌苔腻，脉转缓。原方继用。

三诊：2000 年 10 月 14 日。患者病情平稳，偶有胸闷。心动图检查，窦性心律。继续应用上方，加瓜蒌 15g、枳壳 9g。每日 1 副。其后，多次复查心电图均正常，患者称奇。随访 4 年，未复发。

按：此慢性房颤患者，是气阴不足、湿热瘀滞所致，用香橼、佛手两药，即所谓"心胃同治"之寓意。

11. 丹参、丹皮——二丹汤

【药物组成】

丹参、丹皮

【单药功用】

丹参，又名紫丹参，味苦，性微寒。入心、心包、肝经。味苦色赤，性平而降，入走血分，既能活血化瘀，行血止痛，用于治疗心脉（包括心、心包）瘀阻引起的冠心病心绞痛、气滞血瘀所致的胃脘痛（多见于溃疡病）、月经不调、痛经、产后恶露不尽、瘀滞腹痛等症；又能活血化瘀、去瘀生新，用于治疗瘀血引起的癥瘕积块（包括肝脾肿大，宫外孕等）以及血栓闭塞性脉管炎诸症；还能凉血清心、除烦安神，用于治疗湿热病热入营血，以致心烦、不寐等症；也可用于心血不足所致的心悸、失眠、烦躁不安等症。另外，还能凉血消痈，用于治疗痈肿疮毒诸症。

现代药理研究：丹参内含丹参酮甲、乙、丙，隐丹参酮及两种酚类结晶体（丹参酚甲、丹参酚乙），维生素 E 等。动物实验表明，丹参能扩张冠状动脉，增加血流量，并能降糖，降压，又有镇静等作用。

丹皮，味苦辛，性微寒，归心、肝、肾经，功效为清热凉血、活血化瘀。临床可用于外感热病热入营血证、阴虚内热证以及瘀血经闭、癥瘕积聚、疮疡内痈等症。

现代药理研究：牡丹酚有镇静、催眠、镇痛、降血压、抗炎、抗溃疡作用。牡丹醇提物有强心作用。另外，牡丹皮及其相关成分还有抗早孕、增强网状内皮系统功能等作用。

【配伍功用】

丹参、丹皮配伍，见于《中药临床应用大全》。丹参、丹皮，配合当归、川芎、赤芍等，主要用于治疗血热瘀滞、月经不调、痛经经闭、产后瘀阻腹痛等，主要取其活血调经作用。《山东省药品标准》（1986 年）收载复方丹参膏，乃由丹参、丹皮组成，主要用于治疗冠心病，心绞痛。丹参既能通行血中之滞，又能凉散血中之热，并能清心安神，祛瘀生新；丹皮功善活血凉血，气清芳香，既能入血清热化滞，又善清透阴分伏火。两药配伍，相须为用，共奏凉血活血、祛瘀生新、清透邪热之功。

【用量用法】

用量一般可掌握在丹皮 10～30g，丹参 10～30g。入汤剂，水煎服。

【临床主治】

临床可应用于血热瘀滞所致的月经不调，痛经经闭，产后瘀阻腹痛；温热病热入营血之吐血、衄血、发斑等；热痹，关节红肿疼痛。常用于治疗糖尿病，主要适用于糖尿病及并发症夹有血瘀、血热，或瘀热互结者。治疗慢性肾炎血尿等，主要适用于热毒包括风热、湿热邪毒内陷血分，络破血溢者。

应注意的是，血虚有寒，月经过多者慎用，孕妇应忌用。

【吕氏医案】

史某某，女，66岁，北京市印钞厂职工。初诊：2003年9月5日。主诉：神疲乏力10余年，心悸浮肿2年。病史：患者患垂体前叶功能减退症10余年。近2年陆续发现糖尿病、高血压病、慢性肾功能不全、慢性心衰等多种疾病，出现心悸、浮肿等症。久治无效，遂来我院求吕仁和教授诊治。

刻下症：心悸气短，时有咳喘，颜面虚浮，胸闷腹胀，恶心时欲吐，双下肢浮肿，小便少，大便不畅，数日一行。查体：血压160/96mmHg，双肺呼吸音尚清，心率90次/分，律尚齐，心音低钝，腹水征阴性，双下肢可凹性浮肿。颜面虚浮，面色黧黑，爪甲色淡，舌质淡暗，苔腻，脉象沉细数。实验室检查：心动超声示：心脏肥大。血肌酐异常升高。尿蛋白（＋）。中医诊断：①虚劳（心肾虚损）；②心悸（心气虚衰，气虚血瘀）；③水肿（肾虚水停，湿浊内阻，胃气失和）。西医诊断：①垂体前叶功能减退症；②2型糖尿病；③高血压病；④慢性肾功能不全；⑤慢性心衰。治法：补气活血，泄浊和胃，行气利水。处方：生黄芪30g，太子参30g，当归10g，川芎15g，丹皮15g，山栀10g，葛根10g，苏梗10g，佛手10g，丹参15g，炒葶苈子30g，车前子30g（包煎），太子参30g，枳壳10g，枳实10g，酒军15g（后下），木瓜30g，焦三仙各10g，熟军15g。每日1副，水煎服。医嘱：戒劳累过度，忌盐味。

二诊：服药7副，气短心悸减轻，大便每日1次。原方继用。

三诊：2004年1月16日。坚持服用中药，病情尚稳定，精神好，大便可，饮食睡眠均佳，只是近期血糖控制不满意，口渴多饮，多尿，视物模糊，心烦症状明显，故调整降糖药用量，中药更方治疗。处方：太子参30g，川芎15g，丹皮15g，苏梗10g，佛手10g，丹参15g，炒葶苈子30g，车前子30g

（包煎），泽泻 10g，泽兰 30g，猪苓 30g，太子参 30g，枳壳 10g，枳实 10g，生大黄 15g（后下），甘草 6g。每日 1 副。

后因外伤诱发足小趾溃疡、麻木、局部感觉减退，心悸气短症状也时有发作。继续给予中药内服，结合外治之法。

处方 1：生黄芪 50g，当归 10g，川芎 12g，太子参 20g，麦冬 10g，五味子 10g，陈皮 10g，清半夏 10g，丹皮 15g，丹参 15g，茵陈 30g，泽泻 10g，泽兰 30g，车前子 30g（包煎），桑白皮 30g，大腹皮 15g，枳壳 10g，枳实 10g，生大黄 10g（后下），熟大黄 10g。每日 1 副，水煎内服。

处方 2：制川乌 25g，制草乌 25g，透骨草 30g，忍冬藤 30g。每日 1 副，水煎外洗。

如此治疗月余后，病归平复，足趾溃疡愈合。

按：此垂体前叶功能减退症，多属于中医"虚劳"范畴，多肾虚，病情十分复杂。今合并糖尿病、高血压病、慢性肾功能不全、慢性心衰等多种疾病，病情更加复杂。如何从复杂的病机中，梳理出当前的主要矛盾，颇见功力。基于患者心悸气短，时有咳喘，颜面虚浮，胸闷腹胀，恶心时欲吐，双下肢浮肿，小便少，大便不畅，数日一行等症状，判断气虚基础上，气滞、血瘀、水停证候并存，还有湿浊内停、胃气失和之病机。所以，治疗当在益气基础上，行气、化瘀、利水，前后分消，泄浊解毒。丹参、丹皮同用，活血兼以凉血化瘀；而药用苏梗、佛手、枳壳、枳实、焦三仙，意在行气导滞，更寓有护胃气之意。

吕仁和教授应用丹皮、丹参配伍治疗糖尿病和肾病，常将该药对用于糖尿病酮症、糖尿病合并感染、糖尿病足坏疽等，屡取佳效。糖尿病性心脏病见快速性心律紊乱者，可加用生地、黄连、苦参等。肾炎血尿患者，夹热毒瘀滞者，治疗可随证加用银花、连翘、黄芩、土茯苓、石韦、地肤子等清热解毒、利湿解毒之品。

临床体会：丹参虽为血分之药，但凉血清营，而不敛邪，所以吴鞠通的清营汤用之；丹皮清热凉血，更擅长透邪外出，有学者甚至认为丹皮有利咽作用，所以治疗温病后期阴虚内热的青蒿鳖甲汤和治疗白喉的养阴清肺汤皆用之。所以，该药对于慢性肾炎、隐匿性肾炎因外感热毒诱发急性发作者，或狼疮性肾炎、紫癜性肾炎、IgA 肾病等，有慢性扁桃体炎、咽喉炎病史，临床表现为咽干声哑、咽喉红肿疼痛者，尤其适宜。一般可随证加用银花、连翘、黄芩、蝉蜕、僵蚕、紫草、茜根等，清热解毒，疏风散邪，凉血活血。

12. 茯苓、猪苓、郁金、栀子——二苓金栀汤

【药物组成】

茯苓、猪苓、郁金、栀子

【单药功用】

茯苓，出自《神农本草经》，为多孔菌科真菌茯苓的干燥菌核，味甘淡，性平，归心、脾、肾经。功效为利水渗湿，健脾宁心。《神农本草经》记载："主胸胁逆气，忧恚惊邪恐悸，心下结痛，寒热，烦满，咳逆，口焦舌干，利小便。久服安魂、养神、不饥、延年。"本品味甘而淡，甘能补，淡能渗，药性平和，既可祛邪，又可扶正，利水而不伤正，实为利水消肿之要药。治疗水湿内停所致水肿、小便不利，常与泽泻、猪苓、白术、桂枝等同用，如五

苓散；治疗脾肾阳虚水肿，可与附子、生姜同用，如真武汤。

现代药理研究：茯苓具有利尿、免疫调节、保肝、抗肿瘤、抗氧化、抗炎、抗病毒作用，茯苓素作为茯苓的主要活性成分，是醛固酮受体拮抗剂，有利于尿液排出，恢复肾功能，消除蛋白质。

猪苓，出自《神农本草经》，为多孔菌科真菌猪苓的干燥菌核，味甘淡，性平，归肾、膀胱经。功效为利水渗湿。《本草纲目》记载："开腠理，治淋肿脚气，白浊，带下，妊娠子淋，胎肿，小便不利。"本品甘淡渗泻，利水作用较强，用于水湿停滞的各种水肿，单味应用即可取效，药性沉降，入肾、膀胱经，善通利水道，配生地、滑石、木通等，治热淋，小便不通，如十味导赤汤。

现代药理研究：猪苓具有明显的利尿、抑制尿结石形成和肾功能保护作用，可用于利尿、防治尿结石及肾功能衰竭。

郁金，出自《药性论》，为姜科植物温郁金、姜黄、广西莪术或蓬莪术的块根，味辛、苦，性寒，归肝、胆、心经。功效为活血止痛，行气解郁，清心凉血，利胆退黄。《本草备要》记载："行气，解郁，泄血，破瘀。凉心热，散肝郁，治妇人经脉逆行。"本品味辛能行能散，既能活血，又能行气，故可治疗气血瘀滞之痛证。常与木香配伍，如颠倒木金散。治疗肝郁气滞之胸胁刺痛者，可配伍白芍、柴胡等；治疗心血瘀阻者，可配伍瓜蒌、薤白等。

栀子，出自《神农本草经》，为茜草科植物栀子的干燥成熟果实，味苦，性寒，归心、肺、三焦经。功效为泄热除烦，清热利湿，凉血解毒。《神农本草经》记载："主五内邪气，胃中热气。"本品苦寒清降，清三焦火邪，泻心火除烦，善治热病心烦、燥扰不宁。若热病火毒炽盛者，可与黄芩、黄连、黄柏等配伍，如黄连解毒汤。同时，本品善清利肝胆湿热，可治疗肝胆湿热郁蒸之黄疸，如茵陈蒿汤、栀子柏皮汤等。

【配伍功用】

茯苓甘淡而平，甘能补脾，淡能渗泄，既可祛邪，又可扶正，补而不腻，利而不猛；猪苓偏走肾经，虽无茯苓之补性，但渗利之功较茯苓强。猪苓得茯苓，利水而不伤脾气，茯苓得猪苓，利水除湿之功倍增。郁金芳香宣达善解郁，体清气审，于气分以行气郁，性寒清热，入肝经血分而凉血降气。栀子苦寒，清热利湿，使体内湿热之邪通过小便排出，轻飘入肺，色赤入心，善泻心肺之热邪，善解三焦之郁火而清热除烦。茯苓、猪苓、栀子配伍，利湿之功倍增。栀子偏入气分，郁金偏入血分，前者重于清气分之热，后者善于凉血分之热，二者配伍清热之力加强。四者配伍，共达利湿清热之效。

【用量用法】

用量一般掌握在茯苓 30g，猪苓 30g，郁金 10g，栀子 10g。

【临床主治】

临床上常用于治疗慢性肾炎证属湿邪内停，气郁化火者。症见胸闷脘痞，肢体沉重麻木，头重如裹，性情急躁易怒，舌红苔黄腻，脉滑数。吕老常用此小药方，以达利湿清热之功。

【吕氏医案】

郝某某，男，79岁。初诊：2014年4月22日。主诉：发现血肌酐升高1年余。现病史：患者于3年前无明显诱因出现下肢水肿，未予重视；1年前发现尿中泡沫增多，查血肌酐 136.6μmol/L，血蛋白 41g/L，尿蛋白（＋＋＋），服用百令等药，水肿无明显变化；20 天前下肢水肿加重伴阴囊肿大，于朝阳医院住院治疗好转，现求进一步诊治特来门诊。

刻下症：四肢、阴囊水肿，胸闷，心前区不适，夜间加重，纳差，偶有恶心，眠差，小便量少，大便日一行，量少，偏干，舌暗红苔黄腻，脉滑。既往史：冠心病 15 余年，于 2004 年行心脏支架植入术；高血压病史 15 年，血压波动在 $180 \sim 160 / 50 \sim 60$mmHg，银屑病 15 余年；1999 年脑出血病史；右肾萎缩病史 3 年余。2014 年 3 月 28 日尿常规：尿蛋白（＋＋），尿潜血（－）；24 小时尿蛋白定量 1.979g；生化：总蛋白 57.3g/L，白蛋白 37.72g/L，胆固醇 3.34mmol/L，甘油三酯 0.48mmol/L，低密度脂蛋白 1.45mmol/L，血肌酐：136.1μmol/L，尿素氮：8.29mmol/L，尿酸 502.47μmol/L。2014 年 4 月 22 日生化：血肌酐：200.8μmol/L，尿素氮：15.24mmol/L，尿酸 841μmol/L。中医诊断：慢肾风（肾气亏虚，湿热内蕴）。西医诊断：①慢性肾功能不全；②高尿酸血症；③高血压；④高脂血症；⑤冠心病（支架植入术后）。治法：益气养阴，清热利湿。处方：土茯苓 30g，太子参 30g，丹参 30g，丹皮 20g，赤芍 20g，生鹿角 15g，当归 10g，生芪 30g，茵陈 30g，炒山栀 10g。14 副，水煎服，每日 1 副。

复诊：2014 年 5 月 6 日。水肿明显缓解，上肢无水肿，下肢及阴囊轻度水肿，胸闷及心前区不适感发作次数减少，纳眠较前改善，大便日一二行，成形，小便量较前增多，舌暗红，苔薄黄腻，脉滑迟。处方：上方加龟甲 10g，猪苓 30g，茯苓 30g，14 副，水煎服。

三诊：2014 年 5 月 6 日。下肢及阴囊水肿明显改善，精神较前好转，无明显胸闷及心前区不适，口干喜饮，纳眠可，尿频，夜尿 5～6 次，排尿不畅，大便日一二行，质可，舌暗红苔黄腻，脉弦滑。2014 年 5 月 11 日尿常规：尿蛋白（＋＋），尿潜血（－）；24 小时尿蛋白定量 2.74g；生化：低密度脂蛋白 1.63mmol/L，血肌酐：143.1μmol/L。尿素氮：13.03mmol/L，尿酸 689.19μmol/L。2014 年 4 月 22 日生化：血肌酐：200.8μmol/L，尿素氮：

15.24mmol/L，尿酸 841 μmol/L。处方：土茯苓 30g，太子参 30g，丹参 30g，丹皮 20g，赤芍 20g，生鹿角 15g，当归 10g，生芪 30g，茵陈 30g，炒山栀 10g，龟板 15g，猪苓 30g，茯苓 30g，郁金 10g。14 副，水煎服。服药至今，患者病情平稳。

13. 竹茹、胆星、天竺黄——清热化痰汤

【药物组成】

竹茹、胆星、天竺黄

【单药功用】

竹茹，味甘，微寒，归肺、胃、胆经。功效为清热化痰，除烦止呕。本品甘寒性润，入肺经则清肺热、化热痰，痰火清，则心神安。《本草汇言》记载："此药甘寒而降，善除阳明一切火热痰气为疾，用之立安，如诸病非胃热者勿用。"

本品善清热化痰，治疗肺热咳嗽，痰黄稠，可配伍桑白皮、瓜蒌等，痰火内扰；治疗心烦不寐者，常配伍半夏、茯苓，如温胆汤。

本品为治疗热性呕逆之要药，对于胃虚热之呕吐，可与人参、陈皮等配伍，如橘皮竹茹汤；亦可

用于胎热恶阻，可与陈皮、枇杷叶等同用。

本品亦有凉血止血之用，可治疗吐血、崩漏等。

现代药理研究：竹茹对白色葡萄球菌、大肠杆菌及伤寒杆菌等有较强的抑制作用。

胆星，为天南星的细粉与牛、羊或猪胆汁经加工而成，味苦，性凉，归心、肝、肺经。功效为清火化痰，镇惊定痫。《景岳全书》记载："降痰因火动如神，治小儿急惊必用。总之，实痰实火壅闭上焦而气喘烦躁、焦渴胀满者，所当必用。"

本品经过炮制，性味苦凉，温燥之性大减，无燥热伤阴之弊，豁痰之力较强，可用于痰热引起的癫痫、中风等，常与郁金、菖蒲、远志等配伍。

本品有定惊之功，善治痰热蒙蔽轻窍，痰热神昏，惊痫抽搐者，配伍牛黄、全蝎等，如牛黄抱龙丸。

天竺黄，味甘，性寒，归心、肝经。功效为清热化痰，清心定惊。《本草正》记载："善开风痰，降热痰。治痰滞胸膈，烦闷，癫痫。清心火，镇心气，醒脾疏肝。明眼目，安惊悸。"

本品性质和缓，无寒滑之弊，定惊为其所长。

对于痰热咳喘者，常与贝母、桑白皮配伍清热化痰；治疗热病或痰热所致的惊风、癫痫、中风昏迷等，小儿痰热惊风，可与麝香、胆南星等配伍，如抱龙丸；治疗中风痰壅，常与石菖蒲、郁金同用；治疗热病神昏，可配伍连翘、竹叶等。

现代药理研究：天竺黄所含竹红菌甲素具有明显的镇痛抗炎作用。

【配伍功用】

竹茹，轻可去实，凉能去热，苦能降下，专清胃府之热痰，为虚烦烦渴、胃虚呕逆之要药，宁神开郁之佳品；胆星为天南星的细粉与牛、羊或猪胆汁经加工而成，专入肝胆，走经络，清胆气，豁结气，清火之力甚，益肝镇惊之效更强；天竺黄，气微寒而性稍缓，无寒滑之害，可使气适至而阳生，揆度节制，无过不及矣。三药同用，清热除烦、豁痰开郁之功倍增，宁心安神、息风定惊之效彰显。所以，凡痰热烦扰之证可选用。

【用法用量】

用量一般掌握在竹茹 10g，胆星 10g，天竺黄 10g。入汤剂，水煎服。

【临床主治】

临床主要常用于治疗多种痰热之证。此方配入金银花、连翘等，可清散风热之痰，临床用于治疗急性肾盂肾炎、肾小球肾炎等；配合陈皮、半夏等可理气和胃，可治疗慢性胃炎、消化性溃疡、糖尿病、糖尿病伴胃肠功能紊乱、脂肪肝等诸多疾病，临床表现为烦躁易怒、口中异味，胸胁满闷、腹胀、反酸、嗳气、恶心、呕恶、苔黄腻，脉滑者；该方融入涤痰汤加减，配以菖蒲、茯苓、远志等，可用于中风痰迷心窍、舌强不能言、头晕目眩，或癫痫、小儿惊风患者；该方融入温胆汤加减，用于糖尿病伴心脏并发症，表现为心悸怔忡、心烦躁乱、胸闷憋气、苔腻等有痰热者；方中加柴胡、郁金等可疏肝理气，用于治疗甲状腺功能亢进症、亚急性甲状腺炎患者；该方对于痰热扰心之心烦失眠者，亦为良方。

本方皆乃寒凉之品，虚寒之体当慎用。

【吕氏医案】

李××，男，52岁，出租车司机。初诊：2013年5月10日。主诉：头晕1周。病史：2009年诊断为 2 型糖尿病，未服药治疗。有高血压病史。自述 1 周前与人争执后出现头晕目眩，时有心悸胸闷，烦躁易怒，恶心，食欲不振，眠差，多梦，小便黄赤，大便干。查体：血压 170/90mmHg，心率 82 次/分，心律齐，各瓣膜听诊区未闻及病理性杂音，体型肥胖，舌质暗红，苔黄厚腻，脉象弦滑。实验室检查：空腹血糖 8～10mmol/L，餐后血糖 12～17mmol/L。中医诊断：眩晕（痰热蕴结）。西医诊断：①高血压病 2 级；②2 型糖尿病。治法：清热化痰，平肝潜阳。处方：天麻 10g，钩藤 10g，石决明 10g，栀子 10g，竹茹 10g，胆星 10g，天竺黄 10g，法半夏 10g，川牛膝 15g，木香 8g，白芍 10g，枳实 10g，枳壳 10g，大黄 6g。7 副，每日 1 副。

二诊：2013 年 5 月 17 日。服药 7 副，头晕好转，烦躁改善，睡眠欠佳，多梦，二便通畅，舌质暗红，苔黄腻，脉象弦滑。原方加入宁心安神药物。处方：天麻 10g，钩藤 10g，石决明 10g，栀子 10g，竹茹 10g，胆星 10g，天竺黄 10g，法半夏 10g，川牛膝 15g，木香 8g，白芍 10g，枳实 10g，枳壳 10g，远志 10g，合欢花 10g。7 副，每日 1 副。

三诊：2013 年 5 月 31 日。坚持服用中药，症状改善，病情稳定，精神好转，纳眠改善，二便可。测血压 140/80mmHg，空腹血糖 7～8mmol/L，餐后血糖 9～11mmol/L。医嘱继续应用中药治疗。

按：此患者喜食肥甘厚味，体型肥胖，乃为痰湿之体，怒火夹痰，上扰清窍，导致头晕。"诸风掉眩，皆属于肝"，故治疗以清化肝胆之痰热为主。吕仁和教授在此选用了栀子、竹茹、胆星、天竺黄等药，以清热除烦，化痰开郁；天麻、钩藤、石决明等药，以平抑肝阳。

14. 陈皮、半夏、枳实——加减二陈汤

【药物组成】

陈皮、半夏、枳实

【单药功用】

陈皮，出自《神农本草经》，为芸香科植物橘及其栽培变种的干燥成熟果皮，味辛、苦，性温，归脾、肺经。功效为理气健脾，燥湿化痰。《神农本草经》记载："主胸中瘕热，逆气，利水谷，久服去臭，下气。"《本草纲目》记载："其治百病，总取其

理气燥湿之功，同补药则补，同泻药则泻，同升药则升，同降药则降。"本品既能燥湿化痰，又能温化寒痰，为治痰湿之要药。治湿痰咳嗽，常与半夏、茯苓同用，如二陈汤。

现代药理研究：陈皮提取物有清除氧自由基和抗脂质氧化作用。

半夏，出自《神农本草经》，为天南星科植物半夏的块茎，味辛，性温，有毒，归脾、胃、肺经。功效为燥湿化痰，降逆止呕，消痞散结。法半夏为半夏的炮制加工品，长于燥湿，且温性低。《神农本草经》记载："伤寒寒热，心下坚，下气，喉咽肿痛，头眩，胸胀，咳逆，肠鸣，止汗……"《本草备要》记载："体滑性燥，能走能散，能燥能润，和胃健脾，补肝润肾，除湿化痰，发表开郁，下逆气，止烦呕，发音声，利水道。"本品味辛性燥，为燥湿化痰，温化寒痰之要药，尤善治脏腑痰湿，痰湿壅滞之痰多色白易咯，胸膈痞闷，恶心呕吐者，可配伍陈皮、茯苓，如二陈汤。

枳实，出自《神农本草经》，为芸香科植物酸橙及其栽培变种或甜橙的干燥幼果，味苦、辛、酸，性温，归脾、胃、大肠经。功效为破气消积，化痰除痞。《神农本草经》记载："主大风在皮肤中如麻豆苦痒，除寒热结，止痢，长肌肉，利五脏，益气轻身。"本品辛行苦降，善破气除痞，消食导滞，行气化痰以消痞，破气除满而止痛。治疗胸阳不振，痰阻胸痹之胸中满闷、疼痛，多与薤白、桂枝、瓜蒌等同用，如枳实薤白桂枝汤；治疗痰热结胸，可与黄连、瓜蒌、半夏同用，如小陷胸加枳实汤。

现代药理研究：枳实能缓解小肠痉挛，可使胃肠道收缩节律增加，可增加冠脉、脑、肾血流量，降低脑、肾血管阻力。

【配伍功用】

陈皮专理脾肺气滞，半夏善治脏腑痰湿。半夏得陈皮之助，则气顺而痰自消，增强化痰燥湿之力；陈皮得半夏之助，则痰除而气自下，理气和胃之功更著。枳实辛行苦降，善破气行滞，为中焦脾胃气分之要药，以降为主，陈皮则以升为要，二者配伍，一升一降，相互促进，调节气机；同时枳实味苦燥湿，与半夏相须为用，化痰之力倍增。三者同归脾经，配伍应用，则脾气健运，气机条畅，痰湿自化。

【用量用法】

用量一般掌握在陈皮 10g，法半夏 10g，炒枳实 10g。

【临床主治】

主治慢性肾脏病证属痰湿内阻，气机不畅者。症见咳嗽，咯痰易出，胸闷脘痞，恶心，纳差，大便稀溏。吕老常用此小药方，以达理气化痰之功，

【吕氏医案】

杨某，女，33 岁。初诊：2012 年 4 月 20 日。主诉：发现尿潜血 10 余年。病史：患者于 2008 年因人工流产后间断出现下肢皮肤出血点，未予重视；2009 年因尿频、尿急、尿痛，小腹疼痛，后背红疹，就诊于"满洲里医院"，查尿常规：尿蛋白（＋－），尿潜血（＋＋＋），白细胞（＋），予头孢类消炎及抗病毒治疗。治疗后，尿痛、小腹痛缓解，尿常规：尿蛋白（＋－），尿潜血（＋＋＋）。此后患者未复查，期间反复感冒，患者自述间断出现下肢皮肤出血点、面部及下肢水肿。

刻下症：腰部酸痛，得按缓解，下肢酸软，偶有水肿及不对称出血点，心烦胸闷，乏力畏风，纳

眠可，小便频，色黄，大便调，舌红舌尖点刺少津，苔黄，脉细数。既往体健。辅助检查：2010 年 4 月 8 日相位差镜检红细胞：畸形红细胞率 76%。2010 年 4 月 19 日生化：血肌酐 97.5μmol/L，尿素氮 5.3mmol/L，尿酸 260.3μmol/L。中医诊断：血证：血尿（痰湿内停，肝郁气滞）。西医诊断：慢性肾炎。治法：化痰除湿，柔肝解郁。处方：苏梗 10g，香橼 10g，佛手 10g，陈皮 10g，姜半夏 10g，厚朴 10g，枳实 10g，白芍 30g，甘草 10g。14 副，水煎服。每日 1 副。

二诊：2012 年 6 月 15 日。胸闷缓解，头胀痛，偶有关节痛，大便时干时稀，小便可，舌淡红，苔薄黄，脉沉。处方：上方加广狗脊 10g，川断 10g，川牛膝 30g，山萸肉 15g。14 副，水煎服。

三诊：2012 年 7 月 13 日。胸闷明显缓解，时有头胀痛，腰部酸痛，下肢发沉，纳眠可，小便时有尿频，量少，大便可，舌淡苔白腻，脉沉。尿常规：尿潜血（＋＋＋），尿蛋白（－）。处方：4 月 20 日方加川牛膝 30g，山萸肉 15g，香附 10g，乌药 10g，猪苓 30g，泽兰 30g。28 副，水煎服。

四诊：2012 年 9 月 28 日。水肿消失，劳累后腰痛，口苦口干，夜甚，纳呆，腹胀，遇风头痛，月经提前一周，量少色暗有块，小便欠畅，大便可，舌暗红苔薄黄，脉沉细略数。尿常规：尿潜血（＋＋），尿蛋白（－）。处方：4 月 20 日方加刘寄奴 10g，山萸肉 15g，生地 15g，炒栀子 10g。28 副，水煎服。

前方加减，服药至今，患者病情平稳。

15. 藿香、佩兰、草豆蔻、猪苓、茯苓——霍佩除湿汤

【药物组成】

藿香、佩兰、草豆蔻、猪苓、茯苓

【单药功用】

藿香，味辛，性微温，入肺、脾、胃经。功效为行气，和中，辟秽，祛湿。《本草图经》记载："治脾胃吐逆，为最要之药。"

本品气味芳香，为芳香化湿浊之要药。其性偏温，多用于寒湿困脾者，症见脘腹痞闷，神疲体倦等，常与苍术、厚朴等同用，如不换金正气散。

本品又可和中止呕，治疗湿浊中阻所致呕吐，

常与半夏、丁香等同用，如藿香半夏汤。偏于湿热者，配伍黄连等；脾胃虚弱者，与党参、白术等配伍。

本品可解暑。夏月外感风寒，内伤生冷者，可配厚朴，半夏等，如藿香正气散；湿温初起，湿热并重，可与滑石、茵陈等配伍，如甘露消毒丹。

佩兰，《本草经疏》记载："开胃除恶，清肺消痰，散郁结。"味辛，性平，归脾、胃、肺经。芳香化湿，醒脾开胃，发表解暑。

本品气味芳香，常与藿香相须为用，治疗湿阻中焦证。

本品性平，去陈腐，可治疗脾经湿热，口中甜腻的脾瘅症，如兰草汤。

本品可解暑，常与藿香、荷叶等配伍；湿温初起，可与滑石、薏苡仁等配伍。

草豆蔻，味辛，性温，归脾、胃经。功效为燥湿健脾，温胃止呕。《名医别录》记载："主温中，心腹痛，呕吐，去口臭气。"

本品性温，长于温中散寒，燥湿化浊，行气消胀，用于脾胃寒湿偏重，气机不畅者，常与干姜、陈皮等同用，如厚朴温中汤。

本品亦可与高良姜、肉桂等温中止呕之品同用，降逆止呕，如草豆蔻散。

猪苓，味甘、淡，性平，归肾、膀胱经。《本草纲目》记载："开腠理，治淋肿脚气，白浊，带下，妊娠子淋，胎肿，小便不利。"本品甘淡渗泻，利水作用较强，用于水湿停滞的各种水肿，单味应用即可取效，药性沉降，入肾、膀胱经，善通利水道，配生地、滑石、木通等，治热淋，小便不通，如十味导赤汤。

现代药理研究：猪苓具有明显的利尿、抑制尿结石形成和肾功能保护作用，可用于利尿、防治尿结石及肾功能衰竭。

茯苓，味甘、淡，性平，归心、肺、脾、肾经。功效为利水渗湿，健脾宁心。《神农本草经》记载："主胸胁逆气，忧恚惊邪恐悸，心下结痛，寒热，烦满，咳逆，口焦舌干，利小便。久服安魂、养神、不饥、延年。"本品味甘而淡，甘能补，淡能渗，药性平和，既可祛邪，又可扶正，利水而不伤正，实为利水消肿之要药。治疗水湿内停所致水肿、小便不利，常与泽泻、猪苓、白术、桂枝等同用，如五苓散；治疗脾肾阳虚水肿，可与附子、生姜同用，如真武汤。

现代药理研究：茯苓具有利尿、免疫调节、保肝、抗肿瘤、抗氧化、抗炎、抗病毒作用。茯苓素作为茯苓的主要活性成分，是醛固酮受体拮抗剂，有利于尿液排出，恢复肾功能，消除蛋白质。

【配伍功用】

藿香可助中州清气，善理中焦之痰浊，醒脾和中，振奋脾阳，佩兰行气之力更强，可避秽浊，二者相须而用，共达祛湿气，除陈腐之功。"土爱暖而喜芳香"，加入草豆蔻可温中散寒，助阳气升发，并燥湿化浊。猪苓利水渗湿力强，茯苓兼以补益中焦，实心脾，茯苓入气而上行，猪苓入血而下降，二者亦相须为用，增强淡渗利水之功。气以润而行，水以气而运，水停即气阻，气阻则水瘀。五药联合，疏理气机，化湿祛浊，通利三焦，化全身水湿之气。所以，周身气机不畅、湿浊内停之证可随证选用。

【用法用量】

用量一般可掌握在藿香 10～15g，佩兰 10～15g，草豆蔻 6～10g，猪苓 15～30g，茯苓 15～30g。入汤剂，水煎服。

【临床主治】

主治湿浊内停证。

如与真武汤合用，加入附子、桂枝、泽泻等，可温阳利水，临床用于慢性肾功能不全、慢性肾炎、糖尿病肾病、心力衰竭等有湿浊内停症状的患者，表现为头痛如裹，或头昏目眩，胸膈满闷，脘腹疼痛，嗳气吞酸，或恶心呕吐，心下结硬，脐下悸动，肢体沉重，怠惰嗜卧，口淡无味或黏腻有甜味，不思饮食，水肿，小便不利，肠鸣泄泻，舌胖苔厚腻，脉沉细濡。

如与平胃散合用，配以苍术、厚朴等药，可燥湿健脾和中，消胀散满，临床用于治疗伴有腹胀、痞满、苔腻等症状的糖尿病伴胃肠功能紊乱及其他消化道疾病的患者。

如与膈下逐瘀汤加减，用当归、川芎、赤芍、桃仁、红花等药有活血化瘀之功，临床可用于糖尿病伴心血管病变、糖尿病肾病、肝硬化腹水等有瘀瘀之征的患者，表现有肢体沉重，怠惰嗜卧，膈下疼痛，痛处不移，舌暗或有瘀斑等。

【吕氏医案】

张某某，男，62 岁，北京市退休职工。初诊：2012 年 6 月 2 日。主诉：发现血糖升高 30 余年，腹胀腹泻半年余。病史：糖尿病视网膜病变，双眼光凝术后 2 年。

刻下症：脘腹胀满，嗳腐吞酸，食欲不振，喜温，四肢不温，小便清长，鼻塞，流清涕，大便稀溏，纳眠可。颜面虚浮，面色黄，舌质暗胖，苔白厚腻，脉象沉细。实验室检查：空腹血糖 6.0～10mmol/L，餐后血糖 6～12mmol/L。中医诊断：消渴病泄泻（脾虚气滞，湿浊内停）。西医诊断：①成人迟发 1 型糖尿病；②糖尿病性自主神经病变；③糖尿病视网膜病变。处方：藿香 10g、佩兰 10g、草豆蔻 8g、猪苓 20g、茯苓 15g、苍白术各 10g、厚朴 10g、山药 15g、黄芪 20g、党参 10g。14 副，每日 1 副。

二诊：2013 年 6 月 16 日。服药 14 副，腹胀减轻，无嗳腐吞酸，食欲改善，大便浓稠，眠可，舌质暗胖，苔白厚腻，脉象沉细。在原方基础上再加入敛阴药物。处方：藿香 10g，佩兰 10g，草豆蔻 8g，茯苓 15g，苍白术各 10g，厚朴 10g，山药 15g，黄芪 20g，党参 10g，白芍 15g，五味子 10g。14 副，每日 1 副。

三诊：2013 年 6 月 30 日。继续服用中药，精神好转，少有腹胀，大便有时可成形，饮食睡眠可，舌苔薄白微腻，脉沉。医嘱继续应用中药治疗。

按：此患者得病日久，变症百出，五脏虚损，肺不能通调水道，脾不能运化水液，肾不能主水，以致体内生湿生痰，湿气反又困脾，郁结其内，导致陈腐瘀积。仅祛湿很难取效。吕仁和教授在此选用了藿香以振奋脾胃之气，佩兰以避秽浊，苍白术、山药以燥湿健脾，党参、黄芪以益气补中、扶正固本。而猪苓、茯苓则有"利小便而实大便"之意。

16. 郁金、乳香、没药、柴胡——解郁活血汤

【药物组成】
郁金、乳香、没药、柴胡
【单药功用】
郁金，味辛、苦，性寒，归肝、心、肺经。功

效为行气化瘀，清心解郁，利胆退黄，活血止痛，行气解郁，清心凉血。《本草备要》记载"行气，解郁，泄血，破瘀。凉心热，散肝郁，治妇人经脉逆行。"

本品味辛能行能散，既能活血，又能行气，为血中气药，善活血止痛，行气开郁，长于治疗肝郁气滞血瘀之痛证。常与木香配伍，如颠倒木金散。若气郁重用木香；若血瘀重用郁金；若肝郁气滞之胸胁刺痛者，可配伍白芍、柴胡等；心血瘀阻者，可配伍瓜蒌、薤白等。

本品乃芳香之品，能解郁开窍，性寒入心经，能清心热，可用于邪热内陷心包证，如安宫牛黄丸中配伍冰片、郁金、麝香，可"使邪火随诸香一齐俱散也"。

现代药理研究：郁金所含成分姜黄素能促进胆汁分泌与排泄，对肝脏有保护作用；郁金可抑制胆囊中的微生物，有镇痛、抗炎作用；郁金具有改善血脂代谢，促进生长抑素释放，保护胃肠黏膜及抑制中枢神经、抗自由基损伤等作用。

乳香，味辛、苦、温，入心、肝、脾经。功效为调气活血，定痛，逐毒。

本品辛散走窜，味苦通泄，能行血中气滞，内通脏腑气血，外透达经络，用于一切气滞血瘀之痛证。治疗胃脘疼痛，可与延胡索、香附等同用，如手拈散；治疗跌打损伤，可与当归尾、桃仁、红花、没药等配伍。

本品辛香走窜，入心、肝经，既能散瘀止痛，又能活血消痈。治疗疮疡肿毒初起，红肿热痛，可与金银花、穿山甲等，如仙方活命饮。

本品可温通经脉，伸筋活络。治疗痹证、中风等由于气血流通不畅而导致筋脉屈曲痉挛者，可与羌活、防风、地龙、薏苡仁等配伍。

乳香为气滞血瘀病证常用之品，其止痛之力尤强，为外、伤二科常用药。

现代药理研究：乳香具有镇痛、抗炎、抗肿瘤等作用。

没药，味苦、辛，性平，入肝、脾、心、肾经。

本品味辛芳香，走气、血分，血行气利则痛止，故有活血止痛、消肿生肌等功效。治疗疮疡初起者，可与皂角刺、白芷、金银花、连翘等配伍，以活血散结，消肿定痛；治疗跌打损伤者，可与当归尾、续断、乳香等配伍；治疗妇女经闭，产后腹痛者可与桃仁、红花、川芎、延胡索等同用。

本品入十二经，通滞气，消肿定痛。治疗风寒湿引起的痹证肢体疼痛，可与羌活、独活、桑寄生、当归、穿山甲等配伍。

其与乳香相似，主治胸腹瘀痛、痛经、经闭、癥瘕、跌打损伤、痈肿疮疡、肠痈、目赤肿痛，其偏于行气、伸筋，治疗痹证多用。

现代药理研究：没药能抑制多种致病性真菌的局部刺激作用，其油树脂部分能降血脂。

柴胡，味苦、辛，性微寒，归肝、胆经。功效为清热解表，和解少阳，疏肝解郁，升阳举陷。

本品入肝经，肝喜调达疏泄，柴胡升散之性，与肝相和，故善调达肝气。治疗肝失疏泄，气机阻滞之胸胁胀满、情志抑郁、痛经等，可与香附、川芎、陈皮同用，如柴胡疏肝散。

本品性主升散，能升举脾胃清阳之气。治疗中气不足，气虚下陷者，如补中益气汤。

本品善于祛邪解表退热，和解少阳。治疗外感风寒，寒邪入里化热，可与葛根、黄芩、石膏等配伍，如柴葛解肌汤；治疗风热感冒，可与薄荷、升麻等配伍；柴胡为足少阳胆经主药，治疗伤寒邪在少阳者，与黄芩同用，和解少阳，如小柴胡汤。

现代药理研究：柴胡具有抗脂肪肝、利胆、降转氨酶、降胆固醇作用；对中枢神经系统有解热、镇痛、降温、镇咳作用；对金黄色葡萄球菌、霍乱弧菌、结核杆菌、肝炎病毒有抑制作用；柴胡多糖能促进机体免疫功能；还有抗肿瘤、抗惊厥等作用。

【配伍功用】

柴胡、郁金常相须而用，二者共奏行气解郁之效。然柴胡轻清升散，流通三焦，疏达肝气，转运枢机；郁金本为血分之气药，气寒而善降，能散郁滞，顺逆气，上达高巅，善行下焦，心肺肝胃气血火痰郁遏不行者最验。乳香辛温香窜，行气活血兼能舒筋，通经舒络而止痛；没药是散瘀而活血，消肿定痛。前者偏于调气，后者偏于活血，两药合用，气血兼备，相得益彰，共奏活血祛瘀、消肿止痛、敛疮生肌之效。如《医方集解》曰："乳香活血，能去风伸筋，没药能散瘀血，生新血，二药并能消肿止痛，故每相须而行。"《医学衷中参西录》亦曰："乳香，没药，二药并用，为宣通脏腑，流通经络之要药。故凡心胃胁腹肢体关节诸疼痛，皆能治之。"四药合用，行气、疏肝、解郁、活血、破瘀、止痛。故凡肝气郁结、瘀血阻络之证皆可用之。

【用法用量】

用量一般可掌握在郁金 10g，乳香 10g，没药 10g，柴胡 9～12g。入汤剂，水煎服。

【临床主治】

主治多种肝郁血瘀证。

如加入地黄汤可兼以补脾肾，临床常用于慢性肾炎、糖尿病肾病等疾病，表现为情志抑郁、脘腹隐痛、腰酸、乏力、善太息，嗳气，舌暗，或见瘀斑、舌下经脉暗紫、曲张，脉弦细涩者。

如与当归四逆汤联用，可用于治疗糖尿病周围神经、血管病变，临床可见四肢逆冷、手足麻木、疼痛，筋脉挛急等。

如方加芍药、甘草等柔肝缓急之品，可治妇人月经不调，症见少腹疼痛，乳房胀痛，经水色深、有血块等。

如对加入香苏散加减方，配合陈皮、木香、苏梗等可和胃调中理气，临床常用于慢性胃炎、糖尿病植物神经病变患者，表现为脘腹胀痛、烦闷、情志变化后尤甚、叹息、恶心甚或呕吐、舌暗、脉弦涩者。方中加枸杞子、菊花、决明子等清肝明目之品，用于治疗糖尿病视网膜病变、高血压性眼底病变、白内障等眼疾。

此外，该方对于肝郁气滞表现的心绞痛、冠心病、高血压病、脑梗死、糖尿病伴发大血管病变患者，表现为胸闷疼痛，或头晕头痛，发作与情绪波动有关，得太息稍舒，舌暗有瘀滞，脉弦滑之象者，亦有良好疗效。应用范围十分广泛。

【吕氏医案】

唐某某，女，40岁，山西大同人。初诊：2013年11月8日。主诉：发现蛋白尿6年余，复发1年余。病史：2007年因双脚踝肿胀于当地医院就诊，查尿常规：尿蛋白（＋＋），尿潜血（＋），诊断为急性肾炎，经治疗好转，尿潜血（－），间断出现尿蛋白（＋）。2012年6月感冒发热后再次出现蛋白尿，查尿常规：尿蛋白（＋），尿潜血（＋）。此后每次复查尿常规均无明显好转。

刻下症：怕冷，喜热饮，偶有胸闷，心慌，心情抑郁，食谷不化，周身乏力，双下肢沉重无力，小便泡沫多，大便稀，眠欠佳。月经史：痛经，小腹胀，量不多，深褐色。查体：面色暗，双下肢轻度可凹性水肿，舌质暗胖，苔薄白腻，脉象沉弦。实验室检查：肾功能：血肌酐 137μmol/L，血尿酸 449μmol/L；尿常规：尿蛋白（＋＋＋），尿潜血（＋＋）。中医诊断：水肿（气滞血瘀）。西医诊断：①慢性肾炎；②慢性肾功能不全。治法：疏肝解郁，理气活血。处方：柴胡 10g，枳实 10g，白芍 10g，郁金 10g，水红花子 10g，佛手 10g，香橼 10g，香附 10g，乌药 10g，制乳香 10g，制没药 10g，丹参 30g，炙甘草 10g。28 副，每日 1 副。

二诊：2013 年 12 月 6 日。服前药 28 副，怕冷改善，无胸闷，心情抑郁感较前改善，痛经明显减轻，大便日 2 次，仍乏力，双脚踝浮肿，小便有泡沫，舌暗，苔白腻，脉沉弦。原方制乳香、制没药减量，加入滋补肝肾药物。处方：柴胡 10g，枳壳 10g，白芍 10g，郁金 10g，水红花子 10g，佛手

10g，香橼 10g，香附 10g，乌药 10g，制乳香 6g，制没药 6g，丹参 30g，炙甘草 10g，枸杞子 10g，生地 10g。每日 1 副。

三诊：2014 年 1 月 10 日。痛经缓解，经量略增加，无血块，水肿减轻，怕冷减轻，乏力改善，双下肢沉重感较前好转，病情稳定，精神好转，小便泡沫减少，大便可，饮食睡眠转佳。复查肾功能：血肌酐 121μmol/L，血尿酸 432μmol/L。尿常规：尿蛋白（＋＋），尿潜血（＋＋）。医嘱继续应用中药治疗。

按：此患者为中年女性，平素工作压力大，情志不畅，"木郁则不达"，百病丛生。所以，吕仁和教授在此选用柴胡、郁金、枳壳、香橼、佛手、乳香、没药等以疏肝理气，调畅气机，同时予活血止痛药物。随着气机调达，症状好转，适当加以补益肝肾之品，以免过早滋补导致气滞更甚。

17. 穿山甲、水蛭、蜈蚣、地龙——通络活血汤

【药物组成】
穿山甲、水蛭、蜈蚣、地龙

【单药功用】

穿山甲，味咸，性微寒，归肝、胃经。功效为消肿溃痈，搜风活络，通经下乳。本品善行走窜，既能活血祛瘀，又能消癥通经，治疗癥瘕，可配伍鳖甲、赤芍等，如穿山甲散；本品内达脏腑，外通经络，活血之力颇强，能通利经络，透达关节，治疗风湿痹痛，关节不利，常配伍川芎、羌活等；本品擅长通经下乳，为治疗产后乳汁不下之要药；本品活血消痈，常配伍金银花、皂角刺等，如仙方活命饮。

水蛭，味咸、苦，性平，有小毒，归肝经。功效为破血，逐瘀，通经。本品咸苦入血，破血之力强。治疗血滞经闭，癥瘕积聚证，常与三棱、莪术、桃仁等配伍，如抵当汤；体虚者，可配当归、人参等，如化癥回生丹。

《本草经百种录》记载："凡人身瘀血方阻，尚有生气者易治，阻之久，则无生气而难治。盖血既离经，与正气全不相属，投之轻药，则拒而不纳，药过峻，又反能伤未败之血，故治之极难。水蛭最喜食人之血，而性又迟缓善入，迟缓则生血不伤，善入则坚积易破，借其力以攻积久之滞，自有利而无害也。"

蜈蚣，味辛，性温，归肝经。本品力猛性燥，善走窜，通达内外，常与全蝎相须为用。治疗痉挛抽搐，如止痉散；治疗小儿急惊风，可配伍丹砂、轻粉等。本品有良好的通络止痛作用，常与全蝎、防风、独活等同用，治疗风湿痹痛。本品味辛散结，可用于治疗疮疡肿毒、瘰疬结核。

地龙，味咸，性寒，归肝、脾、膀胱经。功效为清热定惊，通络，平喘，利尿。本品性走窜，善通行经络，常与黄芪、当归等配伍，如补阳还五汤；本品通络止痛，可用于经络阻滞、血脉不畅、肢节不利等，其性寒凉，尤适用于关节红肿热痛之热痹，常与防己、秦艽、桑枝等配伍；本品既能息风止痉，又可清热定惊，适用于热极生风诸症，治疗高热抽搐惊痫，多与钩藤、僵蚕等配伍；本品咸寒入肾，能清热利水道，可与木通、冬葵子配伍；本品性寒降泄，善清肺平喘，可与麻黄、黄芩、葶苈子等同用。

【配伍功用】

水蛭、穿山甲破血消癥，蜈蚣、地龙通行经脉，息风止痉。四药联合，相辅相成，互为须用，除恶血，散瘀积，宣通脏腑，通经贯彻经络，无微不至，透达关窍，凡血凝血聚为病，皆能开之。所以，凡瘀血持久不化之证皆可选用。

【用法用量】

用量一般可掌握在穿山甲 10～15g，水蛭 10g，蜈蚣 10g，地龙 10～15g。入汤剂，水煎服，亦可作丸散服之。

【临床主治】

主治瘀血持久不化证。

如方合固肾汤加减方，配合菟丝子、寄生、杜仲等益气固肾，临床常用于慢性肾炎、肾功能不全、糖尿病及糖尿病肾病、月经不调、闭经、小便不利等患者有肾气不足证，表现为腰部刺痛，痛处固定，时有乏力，小便不畅，舌紫暗，有瘀斑，舌下经脉曲张、紫暗，脉涩等。治疗糖尿病周围神经、血管等病变病久者，与当归、桂枝、通草、黄芪、芍药等药物合用，以舒筋活络，温经通脉。

方加桂枝、茯苓、丹皮、桃仁、赤芍等可活血破瘀，散结消癥，临床常用于子宫肌瘤、乳腺增生患者。

兑入星蒌承气汤中加减，配合瓜蒌、竹茹、胆南星等可清化痰热、活血通络，用于中风病，表现为半身不遂，口舌歪斜，舌强言謇或不语，偏身麻木，头晕目眩、舌质暗，舌苔腻，脉弦滑。

加秦艽、独活、羌活、骨碎补等可治疗风湿痹痛，关节不利、麻木拘挛。

【吕氏医案】

张××，男，65 岁，农民。初诊：2011 年 10 月 14 日。主诉：双下肢麻木疼痛 1 年余。病史：糖尿病 10 余年。

刻下症：双下肢麻木、冷凉，疼痛难耐，时有转筋，痛苦异常，两侧对称，乏力，纳可，眠差，小便可，大便干。查体：血压 140/90mmHg，心率 66 次/分，心律齐，各瓣膜听诊区未闻及病理性杂音，双下肢无水肿，足背动脉搏动减弱，10 克尼龙丝检测双侧痛觉对称减弱。舌质暗淡，有瘀斑，舌下静脉曲张，苔薄白，脉沉细。实验室检查：空腹血糖 6.5～7.5mmol/L，餐后 2 小时血糖 8.0～10.0mmol/L。中医诊断：消渴病痹症（气虚血瘀）。西医诊断：①2 型糖尿病 糖尿病周围神经病变；②高血压病 1 级。治法：补气活血，通络宣痹。处方：生黄芪 30g，当归 10g，桂枝 10g，桃仁 10g，赤白芍各 20g，穿山甲 10g，水蛭 10g，蜈蚣 10g，地龙 10g，狗脊 10g，木瓜 30g，牛膝 15g。35 副，每日 1 副。

二诊：2011 年 11 月 18 日。服药 35 副，下肢麻木感略减轻，转筋少有发作，仍冷凉、疼痛，大便通畅，舌淡暗，瘀斑色较前变淡，舌下静脉曲张，苔薄白，脉沉细。在原方基础上再加入活血止痛的药物。处方：生黄芪 30g，当归 10g，桂枝 10g，桃仁 10g，赤白芍各 20g，穿山甲 10g，水蛭 10g，蜈蚣 10g，地龙 10g，狗脊 10g，木瓜 30g，牛膝 15g，制乳香 10g，制没药 10g。每日 1 副。

三诊：2011 年 12 月 23 日。坚持服用中药，麻木、发凉、疼痛程度均较前减轻，睡眠改善，大便可。医嘱继续应用中药治疗。

按：糖尿病周围神经病变病因复杂，治疗困难，治疗周期长，此患者为老年男性，病程久，气虚血行不畅，瘀血日久不化，终成顽疾。治疗应气血同治，应用穿山甲、水蛭、蜈蚣、地龙等破血除瘀，选用吕老的"脊瓜汤"以强筋骨、舒筋络，生黄芪、当归补气养血，正所谓"气行则血行"。

18. 柴胡、枳壳、香附、乌药——舒肝散

【药物组成】

柴胡、枳壳、香附、乌药

【单药功用】

柴胡，味苦，性微寒。归肝、胆经。功效为和解表里，疏肝，升阳。本品善调达肝气，治疗肝失疏泄，气机阻滞之胸胁胀满、情志抑郁、痛经等，可与香附、川芎、陈皮同用，如柴胡疏肝散；本品能升举脾胃清阳之气，治疗中气不足，气虚下陷，如补中益气汤；本品善于祛邪解表退热、和解少阳，如小柴胡汤。

枳壳，味辛、苦、性微温，入脾、胃经。本品辛散苦降，善走肺胃气分，理气宽中，行滞消胀，可用于治疗胸膈皮毛之疾，脾胃心腹之病。本品性

味归经功效与枳实同，但作用较缓和，用于治疗胸胁气滞，胀满疼痛，食积不化，痰饮内停；咳嗽胸满，胁肋胀痛，脘腹痞闷，腹痛，食欲不振，大便不调，胃下垂，脱肛，子宫脱垂等症。

香附，味辛、微苦、微甘，性平，归肝、脾、三焦经。功效为行气解郁，调经止痛。本品芳香辛行，善散肝气郁结，味苦疏泄以平肝气横逆，为疏肝解郁，行气止痛之要药。治疗肝郁气滞之胁肋胀痛，可与柴胡、枳壳等同用，如柴胡疏肝散；治疗寒凝气滞者，可与高良姜同用，如良附丸。本品还入脾经，有宽中、下气等作用，可用于脾胃气滞证，治疗脘腹胀满、纳呆等，可与砂仁、甘草同用，如快气汤。本品乃气病之总司，女科之主帅，为妇科调经之要药，如香附归芎汤。

乌药，味辛，性温，归脾、胃、肝、肾、膀胱经。功效为行气止痛，温肾散寒。本品上入肺，疏通气机，中走脾，行气宽中，散寒止痛，下达膀胱，温肾缩尿。治疗胸腹胁肋闷痛，常配香附、甘草，如小乌沉汤；寒疝腹痛，多与小茴香、高良姜配伍，如天台乌药散；治疗肾阳不足，膀胱虚冷，可与益智仁、山药等配伍，如缩泉丸。

【配伍功用】

方中柴胡可散心腹肠胃诸般结气，能疏肝解郁，调畅气机，为主药；香附之气平而不寒，微苦能降，微甘能和，可助柴胡和肝解郁；辅以枳壳宽胸快膈，行气导滞；乌药辛温助阳，阳之所至，阴寒自退，故可散寒止痛。诸药合用，共奏疏肝行气、解郁止痛之功效。

【用法用量】

用量一般掌握在柴胡 10g，枳壳 10g，香附 10g，乌药 10g。入汤剂，水煎服。

【临床主治】

主治气郁诸证。

如方中兑入益气固肾汤加减，配合黄芪、仙灵脾、地黄等可益气补肾，临床常用于慢性肾炎、糖尿病肾病、糖尿病性胃轻瘫、月经不调、阳痿、早泄等有情志不畅患者，表现为性格抑郁，悲观，或心烦意乱，口苦咽干，喜太息，面部黧黑，胸膈满闷，两胁胀痛，噫气腹胀，经前乳房胀痛，少腹冷痛，泄泻，脉弦者。

如与六磨汤合用以顺气行滞，调理肝脾，通便导滞，临床用于糖尿病植物神经功能紊乱，中医辨证属情志失和、气郁寒凝，导致大便秘结，表现为欲便不得，嗳气频作，胸胁痞满，腹中冷痛，纳食减小。

如与右归丸合用，配合白术、菟丝子、泽泻、茯苓等以健脾益肾，临床用于治疗甲状腺功能减退症，表现为畏寒，肢冷，抑郁，自卑，乏力，甚则下肢水肿。

另外，此方有温肾助阳，升举阳气之功，对于气虚下陷胃下垂、脱肛以及肾下垂、子宫脱垂等脏器下垂，也可随方加用之。

【吕氏医案】

王××，女，56岁，北京市朝阳区退休工人。初诊：2013年8月6日。主诉：发现血糖升高10年余，伴口干、腹胀痛1月。病史：2011年行心脏冠脉支架术。有高脂血症、脂肪肝、慢性胃炎病史。现用胰岛素强化治疗。自述：1月前生气后出现口干，口苦，时有胸闷，脘腹胀痛，纳眠可，咳嗽或久行后遗尿，双下肢时有转筋，大便干。查体：血压 130/80mmHg，心率 86 次/分，心律齐，各瓣膜听诊区未闻及病理性杂音，舌质暗红，苔白腻，脉沉细。实验室检查：空腹血糖 8～10mmol/L，餐后血糖 14～18mmol/L。中医诊断：消渴病（肝郁气滞，痰瘀内阻）。西医诊断：①2 型糖尿病；②冠心病；③高脂血症；脂肪肝。治法：疏肝理气，行气化浊。处方：柴胡 10g，香附 10g，枳壳 10g，枳实 10g，佛手 10g，香橼 10g，栀子 10g，乌药 10g，丹皮 30g，丹参 30g，太子参 30g。10 副，每日 1 副。

二诊：2013 年 8 月 27 日。服药 10 副，腹胀痛少有发作，口干减轻，二便可，舌质暗，苔白腻，脉沉细。继续使用前方 14 副，每日 1 副。追访患者，诉症状均已缓解，未再复诊。

自测血糖：空腹血糖 7mmol/L 左右，餐后血糖 10mmol/L 左右。

按：木喜条达，郁怒伤肝，肝气郁结，郁久化火，消灼阴津，可发消渴。《临症指南医案·三消》记载："心境愁郁，内火自燃，乃消症大病。"此患者既往已有消渴病史多年，因怒而使病情加重，虚实夹杂，正应了《金匮要略·消渴小便不利淋病脉证并治》所述之症："厥阴之为病，消渴，气上撞心，心中疼热"。治疗当虚实兼顾，药用柴胡、香附、枳壳、佛手、香橼等疏肝理气，选用太子参以补气，佐以栀子清肝火，乌药辛散止痛，充分体现了吕仁和教授对糖尿病"从肝论治"，"理气消瘕"的学术主张。

参考文献

［1］黄帝内经［M］. 王冰. 北京：中医古籍出版社，2003.11.

［2］神农本草［M］. 北京：学苑出版社，2013.06.

［3］张仲景. 伤寒论［M］北京：人民卫生出版社，2005.08.

［4］李时珍. 本草纲目［M］. 南京：江苏人民出版社，2011.04.

［5］黄宫绣. 本草求真［M］. 北京：中国中医药出版社，2008.09.

［6］张时彻. 摄生众妙方［M］. 北京：中国古籍出版社，2004.09.

［7］太平惠民和剂局方［M］. 北京：人民卫生出版社，2007.07.

［8］陶弘景. 名医别录［M］. 北京：中国中医药出版社，2013.08.

［9］苏敬，何清湖. 新修本草［M］. 太原：山西科

学技术出版社，2013.01.

[10] 赵学敏. 本草纲目拾遗 [M]. 北京：中国中医药出版社，2007.05.

[11] 张元素等. 珍珠囊 [M]. 北京：学苑出版社，2011.03.

[12] 汪昂. 本草备要 [M]. 北京：人民卫生出版社，2005.08.

[13] 冉先德. 中华药海 [M]. 北京：东方出版社，2012.05.

[14] 孙思邈. 千金方 [M]. 西安：三秦出版社，2012.06.

[15] 张锡纯. 医学衷中参西录 [M]. 太原：山西科学技术出版社，2013.12.

[16] 汪昂. 医方集解 [M]. 北京：中国医药科技出版社，2011.08.

[17] 李杲. 兰室秘藏 [M]. 北京：人民卫生出版社，2005.08.

[18] 吴仪洛. 本草从新 [M]. 北京：中国中医药出版社，2013.01.

[19] 李杲. 内外伤辨惑论 [M]. 北京：中国中医

药出版社 ，2007.08.

[20] 刘文泰等. 本草品汇精要［M］. 北京：华夏出版社，2004.01.

[21] 张元素. 医学启源［M］. 北京：中国中医药出版社，2007.05.

[22] 倪朱谟. 本草汇言［M］. 北京：中国古籍出版社，2005.02.

[23] 兰茂. 滇南本草［M］. 北京：中国中医药出版社，2013.01.

[24] 缪希雍. 神农本草经疏［M］. 北京：中国医药科技出版社，2011.08.

[25] 徐大椿. 神农本草经百种录［M］. 北京：学苑出版社，2011.03.

[26] 许叔微. 普济本事方［M］. 北京：中国中医药出版社，2007.12.

[27] 徐树楠. 中药临床应用大全［M］. 石家庄：河北科技出版社，1999.01.

[28] 赵进喜，肖永华. 吕仁和临床经验集［M］. 北京：人民军医出版社，2009.01.

[29] 赵进喜，王耀献. 吕仁和临床经验集［M］. 第

2 辑. 北京：人民军医出版社，2009.10.

[30] 吕仁和. 糖尿病及其并发症中西药诊治学[M]. 第 2 版. 北京：人民卫生出版社. 2009.01.

[31] 高菁，李靖. 吕仁和教授运用"六对论治"的方法诊治肾病的经验总结 [J]. 中国中医基础医学杂志，2004，08：71－73.

[32] 杨晓晖. 吕仁和教授运用加味四逆散治疗消渴病并发症经验 [J]. 中医函授通讯，1995，04：32－34.

[33] 李靖. 吕仁和教授对"肾络癥瘕学说"的认识及分期辨治隐匿性肾小球肾炎 [J]. 中国中西医结合肾病杂志，2009，08：661－663.

[34] 邓德强，赵进喜. 吕仁和教授运用六对论治诊治糖尿病肾病经验 [J]. 中国中医急症，2007，02：186－199

[35] 邢儒伶. 吕仁和六对论治再发性尿路感染的经验 [J]. 辽宁中医杂志，2002，06：317－318.

[36] 邓德强. 脊瓜汤治疗糖尿病肾病慢肾衰临床观

察［J］. 中国中医急症，2006，08：842－844.

［37］周国民，张海啸，杨杰等. 吕仁和教授分期论治糖尿病胃肠自主神经病变的经验［J］. 世界中医药，2013，09：1074－1075－1078.

［38］郭永红，李晓翠，周静鑫等. 吕仁和治疗慢性肾脏病"八郁证"的用药经验［J］. 北京中医药，2012，02：93－95.

［39］肖永华. 吕仁和治疗糖尿病肾病经验［J］. 世界中医药，2007，03：151－153.

［40］李靖，付天昊，高宏杰. 消渴病中药治疗钩沉——从吕仁和教授六对用药规律看消渴病的中药治疗［J］. 中华中医药学刊，2007，05：886－888.

［41］刘美奇，高菁，尹科美等. 吕仁和教授治疗糖尿病肾病4期蛋白尿的方法［J］. 北京中医药大学学报（中医临床版），2003，04：26.

［42］杨君. 吕仁和教授治疗糖尿病肾病经验撷英［J］. 中医药学刊，2002，02：138－140.

［43］庞博，王世东，赵进喜等. 再论吕仁和诊治糖

尿病"六对论治"思路与方法 [J]. 世界中医药，2013，03：274－278.

[44] 郭永红，李晓翠，张宏等. 吕仁和分期辨证论治慢性肾脏病常用 16 法 [J]. 北京中医药，2010，09：671－698.

[45] 李俊美. 吕仁和教授治疗糖尿病周围神经病变的经验 [J]. 四川中医，2008，10：7－8.

[46] 戴京璋. 吕仁和教授治疗慢性肾炎经验 [J]. 新中医，2001，06：9－10.

[47] 王耀光. 吕仁和老师治疗肾性血尿经验总结 [J]. 天津中医药，2006，06：445－447.

[48] 李靖，张海啸，杨洁等. 糖尿病患者出现蛋白尿的诊治 [J]. 世界中医药，2013，09：994－997.

[49] 杨晓晖，吕仁和. 糖尿病心脏病的中医分期辨治探讨 [J]. 北京中医，2006，07：403－405.

[50] 王颖辉，曹振华，吕仁和. 吕仁和教授治疗疑难肾病验案 1 例 [N]. 北京中医药大学学报（中医临床版），2007，06：32－34.

[51] 易京红. 运用吕仁和教授"六对论治"思路诊

治糖尿病心脏病 [J]. 世界中医药，2014，03：340－342.

[52] 刘尚建，霍延红，刘忠杰等. 吕仁和教授应用"六对论治"法治疗过敏性紫癜性肾炎的经验探讨 [J]. 中华中医药学刊，2009，08：1600－1602.

[53] 赵进喜，肖永华，傅强. 吕仁和用药经验举隅 [J]. 中医杂志，2009，04：300－301.

[54] 邓德强，赵进喜，李靖等. 吕仁和对糖尿病肾病并发高尿酸血症的诊治经验 [J]. 云南中医中药杂志，2007，05：3－5.

[55] 张虹，牛常霞，吕仁和. 吕仁和教授对 IgA 肾病分期辨证论治经验 [J]. 中国中医药信息杂志，2002，05：68－69.

[56] 赵进喜. 吕仁和治疗狼疮性肾炎用药经验 [J]. 中医杂志，1994，03：140－141.

[57] 邢儒伶，王秀英. 吕仁和治疗慢性肾功能衰竭验案 [J]. 山东中医杂志，2002，06：364－366.

[58] 齐欢，梁腾霄，李靖. 应用吕仁和学术思想中

西医结合治疗原发性肾病综合征 1 例 [J]. 环球中医药，2012，07：541－542.

[59] 王世东，黄允瑜，肖永华. 吕仁和教授治疗老年糖尿病合并呼吸道感染经验 [J]. 北京中医药大学学报（中医临床版），2004，01：36－37.

[60] 娄树静，马静敏，于秀辰. 吕仁和教授"六对论治"在糖尿病周围神经病变中的应用 [J]. 北京中医药大学学报（中医临床版），2009，05：26－27.

[61] 吴深涛. 壮督疏带法的临床应用——师随吕仁和教授临证心得 [J]. 天津中医药，2006，03：259.

[62] 谌洁. 吕仁和对糖尿病肾病分期辨证用膳的经验 [J]. 北京中医，2004，04：207－209.

[63] 杨君，秦英. 吕仁和教授小方验治举隅 [J]. 北京中医药大学学报，1999，06：54－55.